Chornobyl's Long Shadow
Health Consequences of
the Chornobyl Nuclear Disaster
A Summary of Findings Update 2006

Dr. Olha V. Horishna

チェルノブイリの長い影

現場のデータが語るチェルノブイリ原発事故の健康影響

オリハ・V・ホリッシナ 著
西谷内博美＋吉川成美 訳

新泉社

Chornobyl's Long Shadow
Health Consequences of the Chornobyl Nuclear Disaster
A Summary of Findings Update 2006
Dr. Olha V. Horishna

Published by the
Children of Chornobyl Relief and Development Fund

日本語版によせて

親愛なる友人のみなさん！

　私たちの学術研究に，みなさんが関心をもってくださったことに衷心より感謝申し上げます。私たちはつねに，自分たちの経験と研究成果をみなさんと共有し，放射線が人体へ与える影響を解決することに専念しています。

　この人体への放射線の影響という問題は，私たちとみなさんの共通した心痛であり，不安となっています。残念ながら，今日，私たちはまだ放射線の脅威を撲滅することはできません。しかしながら，私たちに課せられた責務は，放射線が私たちを亡ぼすことがないようにすることです。放射線の脅威をなくすことは不可能であっても，好ましくない影響を最小限にすることによって，その脅威の下で生きていくことを学ばなければなりません。

　経験が示すように，このことは実に現実的なのです。大事なことは，優先順位を明確に決めること，市民そして政治が強い意志と経済力をもち，好ましくない影響を最小限にすることについて，社会の理解と賛同を得ることなのです。

　　　　　　　　　　　　　医学博士　オリハ　V. ホリッシナ

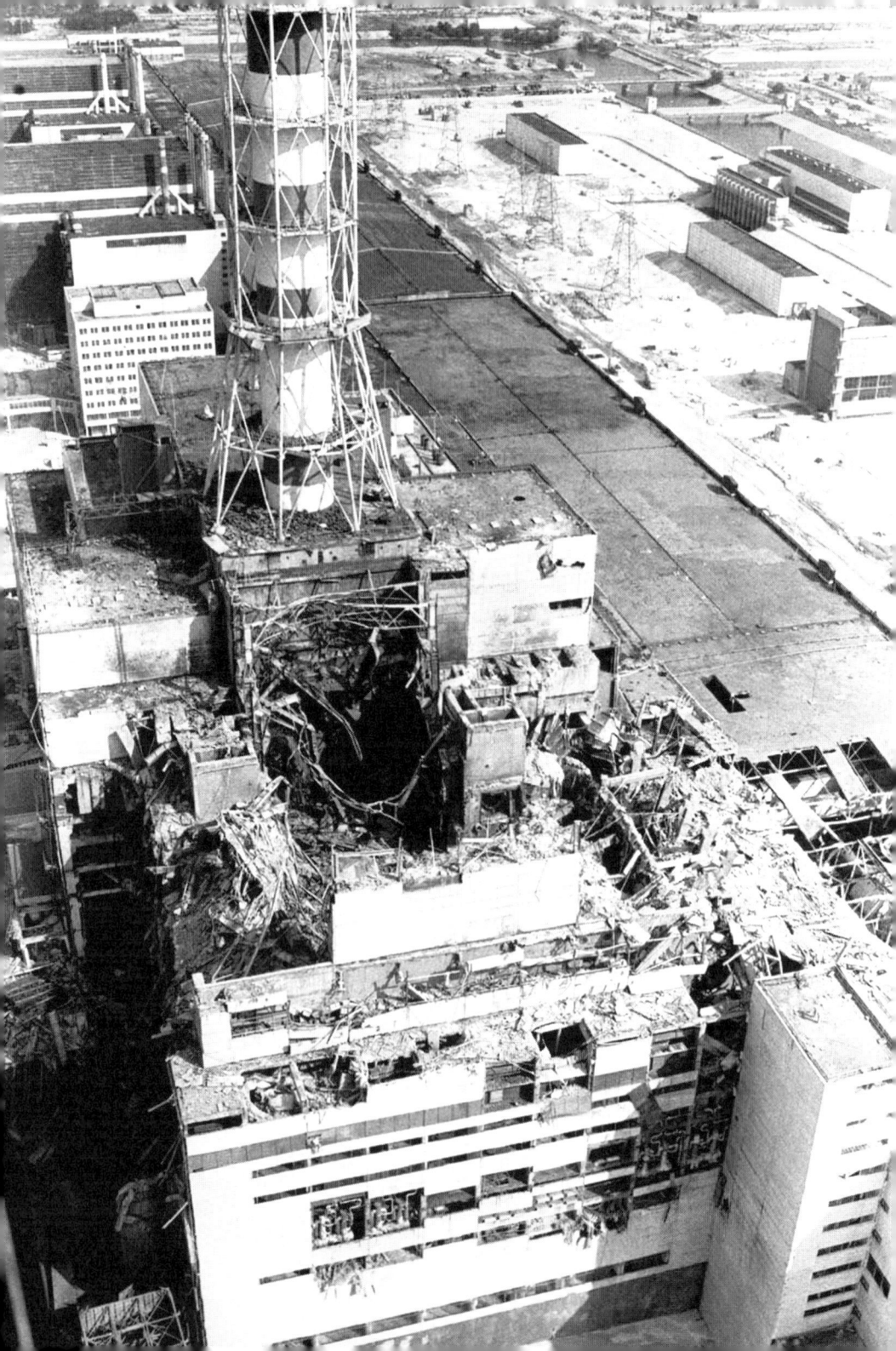

CONTENTS

　　　　　　　　　　日本語版によせて　　3
　　　　　　　　　　　　はしがき　　6

　　　　　　　　　　　　　序文　　12

1　チェルノブイリ原発事故の概要　　15
2　放射線被ばくの病理学的な影響　　23
　3　チェルノブイリの健康被害　　27
　　4　健康被害の実態解明　　38
　　5　国際機関の政策の危うさ　　73

　　　　　　　　　　　　検証結果　　84
　　　　　　　　　　　　　提言　　99

　　　　　　　　　　　　　　解説
　　　　放射能汚染被害の科学的解明のために，　　102
　　　　　　どういう取り組み態勢が必要か
　　　　　　　　　　　舩橋晴俊

　　　　　　チェルノブイリ事故被害略年表　　110
　　　　　　　　　　訳者あとがき　　114
　　　　　　　　　　　参考文献　　118

左頁／大破したチェルノブイリ原子
力発電所4号炉(1986年5月)

はしがき

チェルノブイリの子ども救援開発基金（CCRDF）＊は，チェルノブイリ原発事故後の最新の健康データをこの貴重な報告にまとめられた，ウクライナ国立軍事医学研究所の上級科学研究員であり，またキエフの環境保健パブリックセンター代表であるオリハ・ホリッシナ博士に感謝いたします。また，チェルノブイリ原発事故の長期的影響を無視したり軽視したりしようとする強い圧力にもかかわらず，自身の研究をわれわれと共有してくださったベラルーシとウクライナの多くの勇敢な科学者や医師に感謝いたします。本書で引用されている科学者のうち幾人か，たとえばユーリ・バンダジェフスキー博士は，チェルノブイリ原発事故の影響を控え目にみせることを拒否したために，ベラルーシ当局からあからさまな嫌がらせを受け，あげくには拘留されてしまいました。彼らは，「事例証拠」をタブーとしてではなく，より注意深く被災した人々を調査するための入り口として扱うべきと考える科学者たちです。

　ウクライナ国立医学アカデミーの会員で，同アカデミーの小児科・産婦人科研究所の所長であるオレナ・ルクヤノヴァ博士とその共同研究者たちにたいへん感謝しています。彼女らの研

＊医療プログラムを通してウクライナの子どもたちを救援するアメリカの非営利団体（「訳者あとがき」参照）。

究は，チェルノブイリ原発事故の放射線をあびた妊婦と子どもたちの健康に対する私たちの注意を喚起しました。

　環境地球化学研究所の副所長であるゲオルギイ・リシチェンコ工学博士の有益なご支援に謝意を表します。

　この小冊子はチェルノブイリ原発事故の健康影響やそれについての研究のすべてを網羅的にまとめたものではないことを確認しておきたいと思います。残念ながら，より好ましくない健康影響がこの先少しずつ明らかになっていくことが予想されます。放射性セシウム137の半減期は30年あり，多くのがんは20年以上の潜伏期間をもちます。先天性異常は，被ばくした親から生まれる第一世代には現れないかもしれません。しかし本書で示されるデータは，チェルノブイリ原発事故の影響が人々の体内にとどまるということ，そしてそれが人体に甚大な損傷をもたらす規模や潜在的脅威は，過小評価されるべきではないということについての抗しがたい証拠であります。

　これまで放射線被ばくとの関連が認められてきた多くの健康問題について，大局的な見地からより深い理解を得るためにさらなる調査が必要であることは疑う余地がありません。しかし

ながら，本書は以下の点において重大な意義を有します。これは自称「専門家」やロビイストによる，コンピュータモデルや曖昧な予測にもとづく報告ではありません。実際のチェルノブイリ被災者についての広範なそして具体的な調査にもとづくものです。ホリッシナ博士は，汚染された地域に住み続けている人々，避難者，事故処理作業者，そしてそれら被ばく者の子どもたちの放射線被ばくによる実際の健康影響について，分子および染色体レベルにまで掘り下げて注目してきました。

　本書の重要性を理解し，この完成に向けて熱心に尽力してくれた多くの人々がいます。このプロジェクトに寛大な支援をしてくださったコロラド州コロラドスプリングズ市に住むヤロポルク・グラヅキィ准将と，事故後20年の追悼のために匿名で寄付をしてくださった方にお礼を申し上げます。チェルノブイリの子ども救援開発基金の共同創立者で会長のゼノン・マツキヴィシキ博士による専門的な監修と貴重な意見がなければ本書は完成しませんでした。翻訳者のヴィクトル・ホリシニィ氏，オレナ・ウェルハシチ‐ニジニケヴィッチ氏，ヴィクトリア・パヴロッツカ氏，そしてユリア・ヴィフィリッツィカ氏に改めて

お礼を申し上げたい。
　私たちチェルノブイリの子ども救援開発基金は，私たちにできるやり方で，チェルノブイリ原発事故の影響に対処すべくあらゆるかたちで努力します。がんや白血病と闘うこと，新生児集中治療室をつくり有効な外科手術によって先天性異常を治療すること，死産と妊娠合併症を減らすための出生前ケアを提供すること，子どもたちにそれら必要な最善の治療を施す医師と看護師を訓練することに精力的に取り組みます。医療施設を充実させ，治療の水準を向上させることによって，私たちはウクライナとベラルーシの人々に，彼らの子どもたちと将来世代が，チェルノブイリ原発事故の遺産およびその他の起こりうる健康上の危機を克服できる問題解決能力をもつであろうことを保証します。

オレクサンドル　B.　クジマ
チェルノブイリの子ども救援開発基金事務局長

チェルノブイリの長い影
現場のデータが語るチェルノブイリ原発事故の健康影響

オリハ V. ホリッシナ 著
西谷内博美＋吉川成美 訳

Chornobyl's Long Shadow
Health Consequences of the Chornobyl Nuclear Disaster
A Summary of Findings Update 2006

Dr. Olha V. Horishna

序 文

本書『チェルノブイリの長い影』は，ウクライナ，ロシア，ベラルーシの科学調査研究所および世界中の著名な科学者による科学的調査を基にしている。加えて，健康影響の概要については，ウクライナ保健省医事統計センターの統計資料にも依拠している。本書の主要な目的は，放射線の人体に対する危険な影響を明示し，チェルノブイリ原発事故被災者の実際の健康状況について信頼できる有効なデータを提示し，これらのデータと国際原子力機関（IAEA），チェルノブイリフォーラムおよび国際放射線防護委員会などの国際機関から提示されている楽観的な病気経過の見通しとの乖離を明らかにすることである。

　それらの機関が示している見解は，たんに誤りというだけではなく，危険でもある。なぜならば，それら楽観的な見解が，被災者の健康問題に対処するための広範な改善措置を妨げてしまうからである。たとえば，2005年9月の国連報告＊は，世界中の科学者たちによって実施された多くの貴重な査読済み科学調査研究の成果を無視している。それらが，放射線の影響に関する私たちの理解に大きく寄与するものであったにもかかわらずである。また，それらの研究は，放射線の影響に対する予防策，リハビリテーションおよび治療方法を提案するものでもあった。

　国際社会は，核技術を使用する以上，将来の災害を防ぐための信頼できるシステムを公的に構築する必要があり，今そのことが再確認されなくてはいけない。さらに国際社会は，チェルノブイリ原発事故とその他の原発事故から生じる長期的な健康影響についてのモニタリングと情報に関する信頼性，透明性，そして公開性のあるシステムを必要としている。

　2005年9月の報告書の著者たちは，1992年，1993年，1995年時点において小児の甲状腺がんは存在しないと早まった評価

＊チェルノブイリフォーラムの報告書『チェルノブイリの遺産―健康，環境，社会経済への影響（Chernobyl's Legacy: Health, Environmental and Socio-Economic Impacts）』のこと。チェルノブイリフォーラムは，国際原子力機関（IAEA）の発議により，世界保健機関（WHO），国連開発計画（UNDP），国連食糧農業機関（FAO），国連環境計画（UNEP），国連人道問題調整部（UN-OCHA），国連科学委員会（UNSCEAR），世界銀行（World Bank）およびベラルーシ，ロシア，ウクライナ各国政府の所管官庁の協力を受けて2003年2月に設立された。同報告書については本文第5章でくわしく述べられる。

を下した点において決定的に間違っていた。それらの評価は，数学モデル，誤った前提，そして組織的バイアスにもとづくものであり，ベラルーシとウクライナで起きていた現実とまったく一致していない。実際は，汚染された村々に住む子どもたちの甲状腺がんの発生率は通常の80倍のレベルにまで急上昇していた。チェルノブイリフォーラムのスポークスパーソンは彼らの初期の間違いおよび過小評価を努めて軽視してきたが，IAEAの間違った分析はすでに公式の記録になっている。そのことが，チェルノブイリ原発事故の影響はおそらく軽微であるとする最新の発表の信頼性にも疑問を投げかけている。IAEAとその協力機関は，少なくとも，チェルノブイリ原発事故の被災者やその家族たちと共に働き医療を提供している医師および保健機関からの報告を却下することに対して，もっと注意深くなる必要がある。健康影響の報告書を「放射線恐怖症」や「ヒステリー」の症状として片づける前に，研究機関らしく，事故処理作業者，避難者，事故現場の風下に住んでいる人々および重大な放射線被ばくを受けた親から生まれた新生児の実際の健康状態をよりくわしく調査する必要がある。

　本書では，より謙虚に，広範囲の健康問題を把握することを試みる。その健康問題とは，放射線被ばくによるがん死亡者はたったの4,000人で，それ以外のすべての健康被害の増加はチェルノブイリ原発事故とは無関係として恣意的に退けたあの楽観的な発表のときに，IAEAがまったく考慮に入れなかった類の健康問題である。健全な公共政策を実施するために，またチェルノブイリ原発事故の放射性降下物による現実の健康被害を小さくするために，国際社会は本書で示される証拠と冷静に向き合う必要がある。

1

Brief historical note on the Chornobyl disaster

チェルノブイリ原発事故の概要

　チェルノブイリ原子力発電所はウクライナの北に位置しており，キエフ市から130キロメートル，チェルノブイリ市の市街から18キロメートルほどのところにある。発電所からベラルーシとの国境までの距離は12キロメートル，そしてロシアとの国境までの距離は140キロメートルである。

　原子力発電所の4号炉が運転を開始したのが1983年12月。その2年半後，1986年4月26日午前1時23分に4号炉は大爆発によって破壊された。続く8週間以上，むき出しになった原子炉の炉心から放射線が無制限に放出されたことが，史上最悪の原発事故を引き起こした。上空2キロメートルの高さに放射能雲が形成された。放射性排出物のなかにはさまざまな種類の放射性核種が含まれていた。たとえば，ジルコニウム95，ニオブ95，モリブデン99，ルテニウム103，ルテニウム106，テルル131m，テルル132，ヨウ素131，ヨウ素132，ヨウ素133，バリウム140，ランタン140，セリウム141，セリウム144，セシウム134，セシウム137，ストロンチウム90，ネプツニウム239など。さらに次のような超ウラン核種も含まれていた。プルトニウム238，プルトニウム239と240，アメリシウム241とキュリウム

242〜244。

　原子炉からの総放射性排出物量に対する，それら放射性同位体の含有量はさまざまである。たとえばほんの数％（プルトニウム）から，数十％（ヨウ素131の36％）まで分布している。放射能の寿命も，半減期で5〜8日（希ガス類，ヨウ素131）から2万4,110年（プルトニウム239）までとさまざまである。事故後の最初の10日間，これらの放射性物質は次々と方向を変えながら，ヨーロッパの大部分に広がった。最も深刻な影響を受けたのが，ベラルーシ，ウクライナおよびロシア南西部であった。しかし，ヨーロッパの多くの国々にも放射性排出物が降り，それらの地域での汚染レベルははるかに低いが，取るに足らないというわけでもない。多少の放射性核種が北半球の至る所に拡散し，微量ながら日本とアメリカでも観測された。

　事故直後における放射能汚染の主な要素は，ヨウ素131，ヨウ素132，ヨウ素133およびテルル131m，テルル132などの短寿命同位体によってもたらされたことに言及しておく必要があるだろう。それらが甲状腺のほぼ全体を冒し，実質的に急性放射線被ばくの主要因となった。今日，保健機関はより長い半減期の放射性同位体に立ち向かわなければならない。主としてセシウム137とストロンチウム90，そしてプルトニウム239とプルトニウム240も無視できない。外部被ばくと内部被ばくの両方の線量を形成する主要素はセシウム137である。チェルノブイリ原発事故が住民にもたらした負の影響の主要な，明確な，そして最も重大な要因が，直接被ばく，放射性核種の体内への取り込み，そして土地の放射能汚染である。

　ヨーロッパ諸国がどれほどの放射性降下物にさらされたのかを推測するために，チェルノブイリ原発事故前のヨーロッパにおけるセシウム137の汚染レベルが平方メートル当たり1.8か

ら2.2キロベクレルであったことと比較してみよう。事故の後，ドイツ南部の地域，オーストリア，フィンランド，ノルウェーおよびスウェーデンでは，放射能汚染のレベルが20倍の40キロベクレルを上回った。他地域での測定値からは，より広範囲にヨーロッパのいくつかの国で，セシウム137の汚染レベルが100キロベクレルに達する「まだら」あるいは「斑点」状の汚染（ホットスポット）が発見された。＿＿1 これらの地域が，チェルノブイリ原子力発電所から1,000キロメートル以上遠方に位置していることに留意されたい。

fig. 1
**ヨーロッパにおける
セシウム137による
放射能汚染地域**

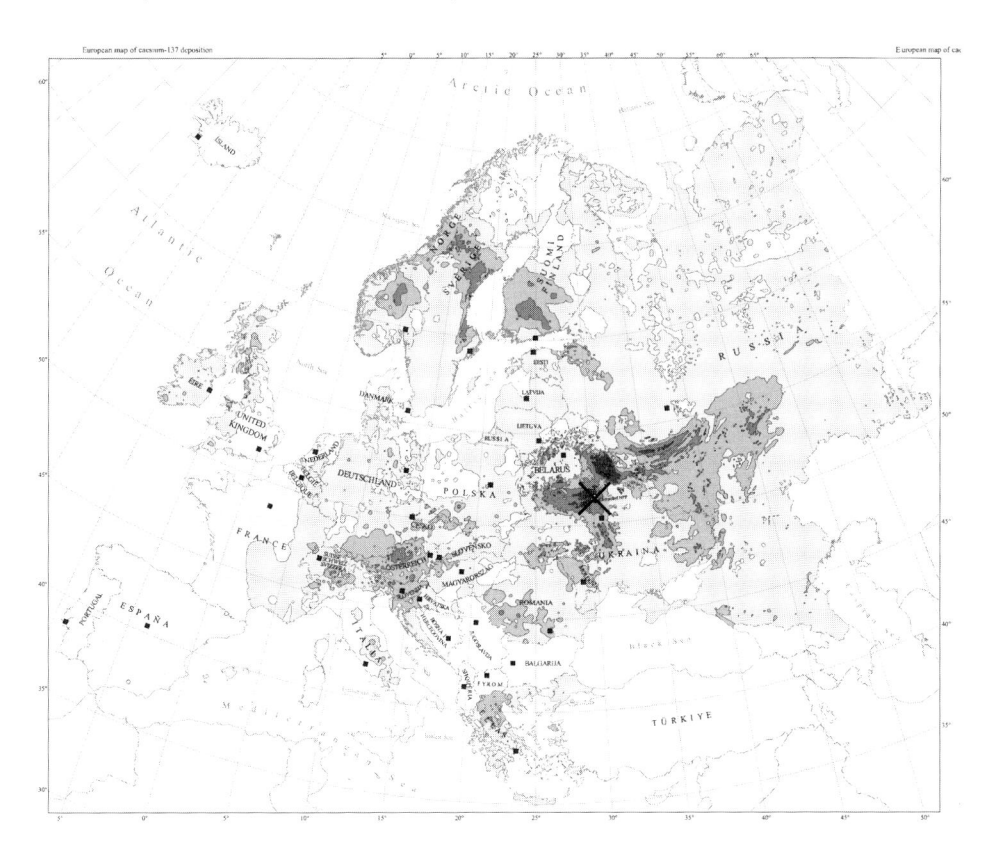

つまり，ヨーロッパ人口の大部分が，この20年間低線量の放

射線影響を受け続けてきたのであり，そして将来的にも受け続けていくのである。

当然ながら放射能で最も極度に汚染された地域は，ウクライナの北部と中央部，ベラルーシの南東地方，そしてヨーロッパロシアの諸地域である。これらの地域では7歳以下の子ども250万人を含めた1,750万人が放射線の影響を受けている。——2

ウクライナの場合，放射性物質で汚染された面積がおよそ5万500平方キロメートルで，そこには2,218の居住地区に240万人以上が暮らしていた。——3

セシウム137降下物の土壌中の濃度および年間の平均被ばく線量に応じて，ウクライナおよび近隣地域の放射能汚染区域は4つのゾーンに区分されている。

ゾーン1： 1986年に住民が避難した居住地域
ゾーン2： 個人の年推定被ばく線量が5ミリシーベルトを超える地域
ゾーン3： 個人の年推定被ばく線量が1ミリシーベルトを超える地域
ゾーン4： 個人の年推定被ばく線量が0.5ミリシーベルトを超える地域

*放射線業務従事者の被ばく(職業被ばく)，診断・治療の際の患者(介護者・介助者を含む)の被ばく(医療被ばく)以外の人工放射線源による被ばくのこと。

これらのゾーンでは，未曾有の大規模な公衆被ばく*が引き起こされた。何百万もの人々の生活が破滅され，健康，生活の糧，コミュニティ，そして幸福が奪われた。複雑な事故処理を実施する目的において，チェルノブイリ原発事故の被災者すべてが，4つのグループに分類され基本登録された。

第1グループ：チェルノブイリ原発事故の緊急除染に従事し

た作業員，すなわち「リクビダートル」＊

第2グループ：被災地から避難，あるいは再定住地区へ移住した人

第3グループ：低汚染地域に住み続けている人

第4グループ：第1〜3グループに属する人から生まれた子ども

＊本書では「事故処理作業者」と訳す。

　各グループはそれぞれの特徴を有する。たとえば，最も高い線量の被ばくを受けたのは第1グループの人々である（事故処理作業者）。このグループの人々はほとんどが男性で，事故発生当時は25〜45歳であった。なお，女性の事故処理作業者の多くは出産年齢だった。事故から20年が過ぎた今，事故処理作業者は自然な「老化」に直面している。あの大災害による影響で，彼らの体の中では慢性的なそして病的な変性過程が加速され，健康が著しく害されている。

　第2のグループ（避難者）の被ばく線量は，調査対象者の平均値で15.3ミリシーベルトである。加えて，このグループには50ミリシーベルトを超えるような極端に高いレベルの線量を受けた人々もいる。なお，このグループに属する大多数の子どもたちは，現在成人になっている。

　基本登録の第3グループに属する低汚染地域の住民が受けた線量は，最初の二つのグループのそれよりもはるかに低い。それでも通常よりは依然として高リスクであり，放射線による潜在的な健康影響をモニターする必要がある。

　人口統計学的には，放射能で汚染された土地に住む母集団が，生まれたての子どもから中年や老年の人までと異なる年齢集団から構成されていることが重要な意味をもつ。第3グループの人々は，最初の二つのグループに属する人々とは異なり，

絶え間なく電離放射線を受け続けている。また，彼らの多くは村落や地方に住んでいるため，放射性物質以外にも，鉱物質肥料，殺虫剤，化学除草剤などの危険な汚染物質に接触する機会も多い。

　第4グループは，最初の三つのグループに属する親から生まれた子どもたちである。彼らの，放射線を要因とする健康影響には，両親を経由する間接的なものと，それ以外の直接的なものがある。このグループにはさまざまな形態が混在している。たとえば，事故処理作業者の家庭の子どもは通常どちらか一方の親のみ（ほとんどが父親）が放射線による影響を受けている。他方，避難者あるいは汚染ゾーンで生活してきた親の子どもは一般に，母親と父親の両方が放射線を要因とする影響を受けている。また，第3グループの親から生まれた子どものなかには，子宮内で既に放射線の影響を受け，そして出生後も受け続けている場合もある。

　第4グループは人口統計上，独自の特殊性をもつ。このグループに登録されている被災者の多くは，現在，就学年齢あたりである。さらに，このグループのなかには青年期の若者や成人になっている人も登録されており，既に子どもをもっている人がいることは注目に値する。その子どもたちはつまり，「チェルノブイリの孫」というわけである。このことから，解決すべき新たな問題が生じている。第4グループの人々の子どもたちはチェルノブイリ原発事故の犠牲者なのか，そうであるならばいかなるグループに登録されるべきなのか？

　甚大な数の事故処理作業者とかなり多くの避難者が今なお放射線で汚染された土地に住んでいることを理解しておかなければいけない。このことは，彼らが激烈な線量を単発的に急性被ばくし，その後に低線量の放射線に継続的にさらされているこ

とを意味する。異なる被ばく線量と異なる被ばく時間の組み合わせといった複合的な要因が，科学界がまだ対象としたこともないような異常性と病理的変化を人体に引き起こすであろう。グループ別の個人線量の記録については，事故処理作業者についての比較的明確な線量情報があるが，その他避難者および汚染地域の住民についての情報は存在しない。

　事故処理作業者が受けた線量に関して最も充実し，かつ信頼できる情報は，チェルノブイリ原発事故の犠牲者を登録しているウクライナの国家登録簿である。その登録簿には1986年から1990年の事故処理作業者の健康診断の結果および個人被ばく線量といった個人情報が20万件以上記録されている。ここに記録されている数十万人の事故処理作業者が，大量の放射線をあび，チェルノブイリ原発事故による影響を最も大きく受けたことは確かである。しかし，放射線で汚染された土地に住む人々が，長期的にさまざまな線量の外部・内部被ばくを，これまでも，これからも受け続けている。それはたとえば，以下のような内容の被ばくを含む。

- 放射性ヨウ素による甲状腺への被ばく。これらは事故後の最初の2か月間に起こった。
- 放射能を含む雨によるガンマ線の外部被ばく。これは数十年間にわたって問題となる。
- 放射性のセシウムやストロンチウムに汚染された食品や水を摂取することによる内部被ばく。これは長期間にわたって無視できない。
- プルトニウムのような超ウラン元素による被ばくは何世紀にもわたって高度に危険である。

これまでのところ，外部被ばくはもちろんのこと，汚染された食物および微量ではあるが飲料水による内部被ばくが主要な被ばく経路である。内部被ばくは，たとえ低レベルであっても，体全体があびる相当量の外部被ばくよりはるかに危険であることが科学研究者によって証明されている。なぜならば，放射性核種はひとたび人体に吸収されると，それぞれの臓器や組織に蓄積され，細胞および分子レベルでさまざまな破壊的な活動を行い，多様な病理学的変化を引き起こすからである。

Pathological consequences of irradiation

2 放射線被ばくの病理学的な影響

　電離放射線による健康影響は，確率的影響と確定的影響に分類される。確率的影響とは，発現することが予想されるが，しかし潜在的なものにとどまるかもしれないタイプの影響である。確定的影響とは，一定量の放射線を受けることで確実に現れるタイプの影響である。
　被ばくによる確率的影響には以下のようなものが含まれる。

- 腫瘍形成（さまざまな部位における悪性新生物の形成）
- 奇形発生（胎内被ばくの結果としての胎児の障害）
- 遺伝学的異常（突然変異，染色体異常）など

　次に，被ばくによる確定的影響について，チェルノブイリ原発事故後にみられるものは，以下の3つのグループに小分類される。確定的影響の第1のグループでは，以下のような障害が複合的に発現する。

- 全身に1グレイを超す線量をあびた場合に，最も放射線感受性の高い組織や臓器（細胞分裂が盛んだという意味）の中

で細胞集団が受ける障害。
- 急性放射線症を呈した男性にみられる線量依存的な精子形成の障害。5グレイ未満の放射線量によって引き起こされる短期的な男性不妊症と，5グレイを超える放射線量によって引き起こされる永久的な男性不妊症。
- 急性放射線症を呈した人にみられる皮膚の障害。色素沈着，表皮萎縮，汗腺と脂腺の機能異常，毛包異常，弾性繊維の欠如と皮膚線維症，慢性的な潰瘍，皮膚損傷に対する過敏性を含む。
- 急性放射線症を呈した人にみられる水晶体の特異な反応と放射線白内障。これらは被ばく後2年から4年の間にみられる。

　第2グループの確定的影響群は，その複雑さとシステマティックな特徴から栄養血管性ジストニア症候群と診断されるような放射線による身体的諸影響である。それらは，栄養血管性ジストニア症候群という臨床的な表現に紛れたり，または無気力症候群という神経症か心気症かうつ状態の様相を呈するものに紛れたりしてしまう。結果的に，これらは被ばくによって損傷した臓器の内科的な病気の臨床経過をとる。その身体的な障害の最大の特性は，抵抗性，不活発性，そして再発のある慢性的経過にある。この身体的放射線症候群の具体的な臨床像としきい値は，被ばくの特性（外部被ばく，内部被ばく，もしくは両方）に依存する。また，放射性核種の組み合わせおよびそれらの相互関係に依存する場合もある。
　この第2グループには，胎児期あるいは出生前に被ばくした子どもたちの健康と発達に関する病理学的変化も含まれる。そのような子どもたちには，過度の放射線にさらされていない子

どもたちに比してはるかに，精神発達遅滞，情緒障害，自律神経機能不全，そして循環系，呼吸器官，消化器官の機能障害などが起きる明確な傾向がみられる。

　確定的影響の第3のグループには，放射性ヨウ素の被ばく線量に依存する甲状腺の疾患——甲状腺の線維症と萎縮症をともなう原発性の放射線甲状腺機能低下症（甲状腺の不活性）——が含まれる。

　比類なき特性と広がりをもつチェルノブイリ原発事故によって，科学界はいまだなお，被ばくによる健康被害の総合的な理解についての重要な修正や補足を余儀なくされている。たとえば，被ばく二世（被ばくした親から生まれた子どもたち）の臨床的観察によって，いくつかの健康および成長の障害は，両親が受けた放射線量に依存するもの，つまり確定的影響であることが明らかになった。このような異常は，確定的影響の第2のグループに属している胎内被ばくした場合の臨床症状のスタイルに一致している。それにもかかわらず，これらは遺伝子によって決定されていることである。つまり，彼らの遺伝的特徴は確定的影響の第4のグループの可能性を示唆しているのである。事故処理作業者の子どもたちは，明らかに，被ばくの確率的影響と確定的影響（親たちが受けた線量に依存）との境界あるいは重なり合うグループと位置づけることができる。このことは，被ばくした子どもや青年たちにだけではなく，事故処理作業者の子どもたちにも甲状腺がんが増加していることによって証明される。つまり，被ばく二世は，身体的疾患の進行をもたらす病態生理学的なメカニズムを遺伝子学的に獲得しているのである。これは遺伝的不安定性という現象が，チェルノブイリ原発事故の最も深刻な帰結の一つになりうるという事実を指し示している。＿4

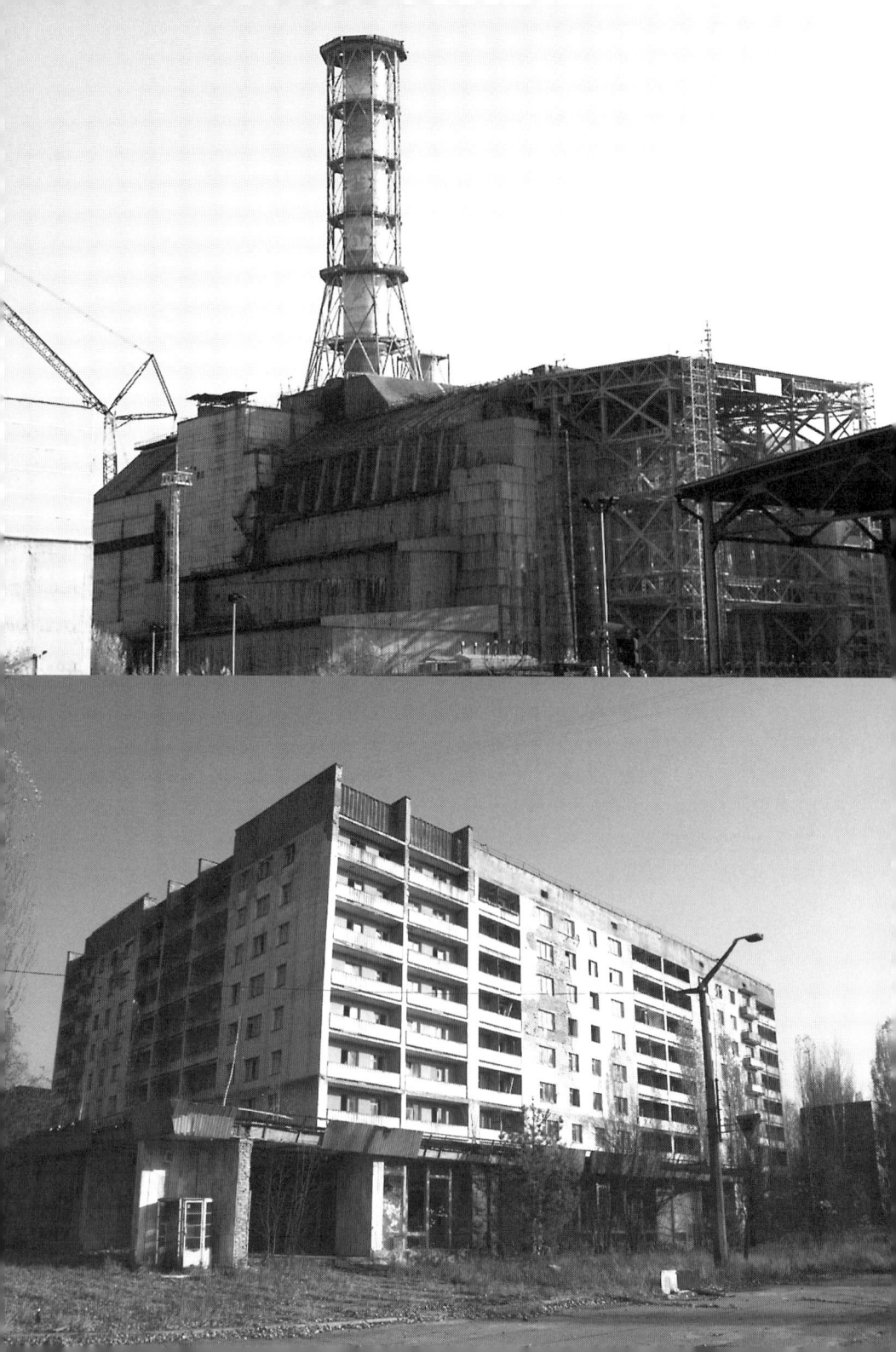

3

Analysis of some key health problems of the Chornobyl victims

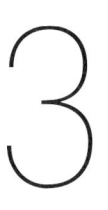

チェルノブイリの健康被害

　チェノブイリ原発事故が人々に与えた健康面への影響は，どのグループにも適応するような画一的な方法で計測することはできない。事故処理作業者，子ども，妊娠中の女性が最もその影響を受けていることは否定できない事実である。特に，汚染地域に継続的に暮らしている子どもたちや事故処理作業者を親にもつ家族に生まれてきた子どもたちは，健康状態が悪く，遺伝的多型性などの身体疾患がみられるという特徴がある。

　実際に子ども一人当たりの全疾患の発症率は「比較的汚染されていない」地域の子どもたちの2倍になっている。現地の免疫学的調査によると，放射能で汚染された地域の健康な子どもの数は，ウクライナ全体の平均値よりもかなり少なくなっており，1997年に3.2％だったのが，2005年には0.5％にまで減少した。

　汚染を受けた人々のグループ別の健康状態の統計を分析してみると，事故後の年数が経つにつれ，徐々に，そして確実に悪

写真上／石棺されている現在のチェルノブイリ原子力発電所4号炉(2011年11月)。
写真下／チェルノブイリ原発の労働者が暮らしていたプリピャチの集合住宅。チェルノブイリ原発から北西3.5キロメートルにあるプリピャチの街は事故後そのまま放棄された。

化していることに目を背けてはならない (fig. 2)。

　汚染を受けた人々の疾病率は，子どもたちの疾病率を含めて着実に増加している。特に成人と青少年の疾病率は4.2倍まで増加している（1987年には10,000人につき1,372の割合だったのに対して，2004年には5,731.63まで増加した。fig. 3)。

　子どもの疾病率は3.1倍に増加した（1987年には1,000人の子どもの被災者のうち455.4だったのに対して，2004年には1,422.9だった。fig. 4)。

　最も疾病率が高かったのは事故処理作業者のグループであり，次に避難者グループ，そして放射能汚染区域の居住者グループだった。

　ウクライナ国立医学アカデミーの放射線医学センターで実施された調査によると，汚染地域の居住者に共通する疾病水準は，比較的汚染されていない地域の居住者に比べると，はるかに高かった（その倍率は2.6倍）。さらに放射能汚染区域に発症した症例数の半年ごとの増加率（10%）は，比較的汚染されていない地域の増加率（0.39%）を超えたことが初めて明らかにされた。成人の避難者は，非腫瘍性疾患が慢性化し，著しく悪化した。

　特に憂慮すべきことは，被ばくした子どもたちに発症している下記のような疾患の著しい増加である。

- 新生物あるいは腫瘍などによる1987年の発症率は，若者1,000人につき0.271例から2004年には2.31例へと8倍以上増加した（8.5倍以上）。
- 上記の期間における悪性疾患の増加は5.5倍に達した。
- 身体と精神の障害については，1987年に子ども1,000人につき2.6例だったのが，2004年には5.3例へと2倍増加。

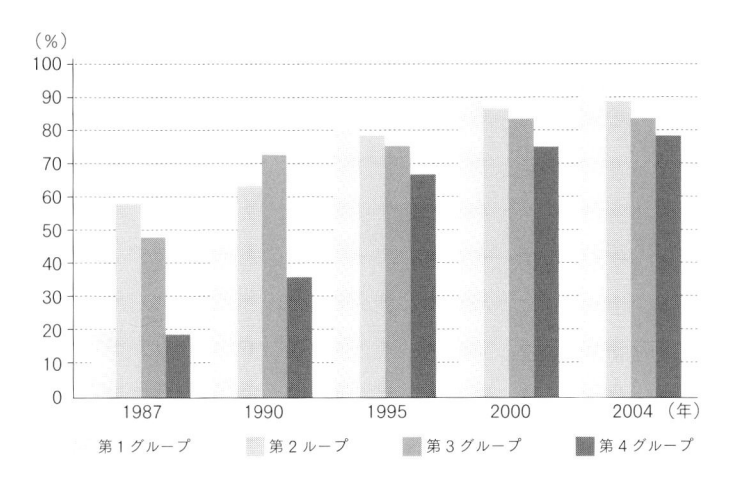

fig. 2
基本登録グループ別
疾病者の割合

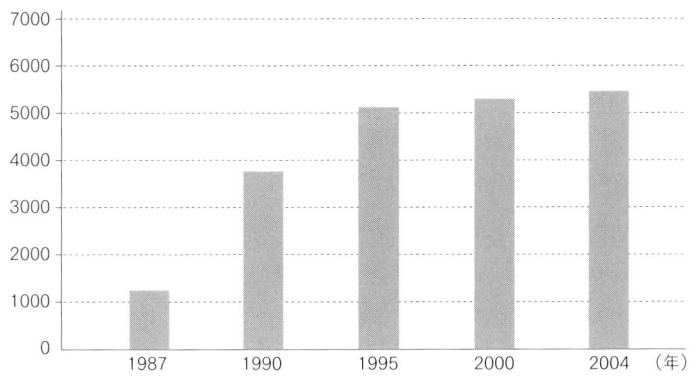

fig. 3
チェルノブイリ原発事故
の影響を受けた大人
および青少年の罹患率
（1万人当たり）

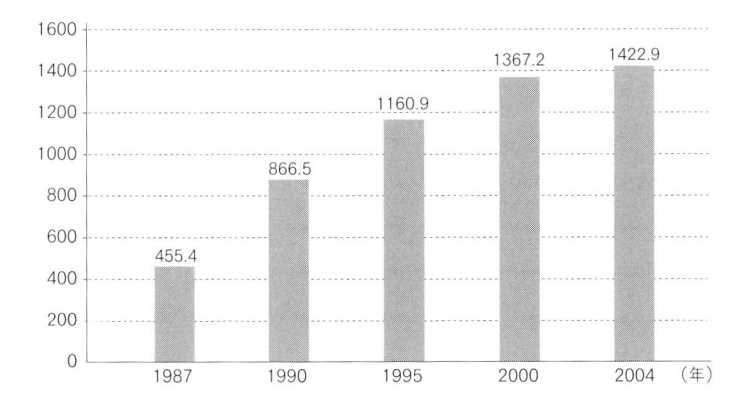

fig. 4
チェルノブイリ原発事故
の影響を受けた子どもの
罹患率＊

＊1,000人当たりと思われる。

- 泌尿生殖器系の疾患は，1987年に子ども1,000人につき3.3例だったのが，2004年には22.75例へと6.9倍，ほぼ7倍へ増加。
- 先天性異常は1987年に子ども1,000人につき0.8例だったのが，2004年には4.4例，5倍（5.5倍）に増加。

　複数の研究により内分泌系統は放射線の影響をきわめて受けやすいことがわかった。子どもの内分泌系疾患の増加はウクライナの平均値の3倍を超えている。最もリスクが高いグループは，汚染地域に居住する子どもたちと避難した子どもたちである。重要なのは，第4グループに登録された，事故処理作業者，避難者，汚染地域居住者の子どもたちのうち内分泌系統の病気にかかったことのある割合は，ウクライナ全体の数の2.7倍を上回っていたことである。こうしたことから人間の臓器を調整する最も重要な構成要素のひとつである内分泌系が，親の長期にわたる放射線被ばくによって生得的に損傷を受けていることがわかる。内分泌機能障害はきわめて危険であり，さらなる研究を要するものである。被災した子どもたちに血液疾患の増加が認められる点も注視したい。この病状による発病率はウクライナ全体の子どもの2.0〜3.1倍となっている (fig. 5)。

　筋骨格系の疾病の急激な増加も認められる。この症例の急激な発生率はウクライナのデータと比較すると，全体として3.3倍であり，発症頻度は2.6倍となっている。

　最も注視する必要があるのは，先天性発達異常を含む特定の異常が顕著に，そして着実に増加していることである。被災した乳幼児の発生率は，ウクライナ全体の類似する症例の発生率よりもはるかに高い。

　住民の病気発生率の上昇と，放射能汚染区域における新しい病

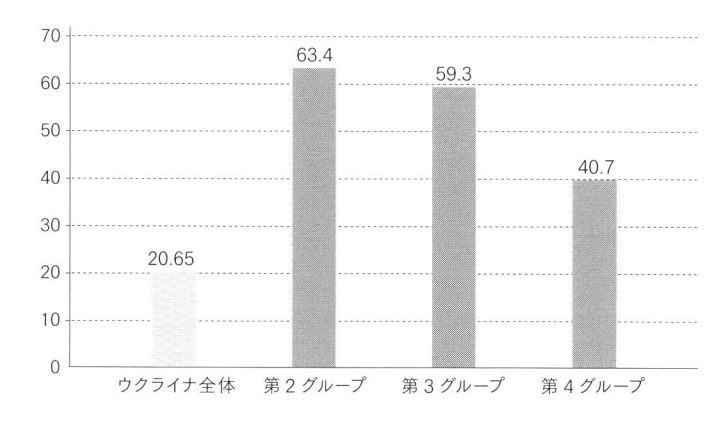

fig. 5
子どもの血液疾患と造血器官の疾患の罹患率
（1,000人当たり）

気の発生原因は複合的である。なぜならば人体は放射線量の急激な変化に対して短期間に適応することができないからである。

放射能汚染区域に居住する子ども，あるいは10代の青少年の若者たちの健康状態で特に目立つ特徴は，長期的な慢性病疾患に至る臓器や系に起こる機能不全が急速に進行していることである。このような慢性疾患は，その期間と周期に特徴があり，治療・改善が非常に困難である。

放射線被ばくによってもたらされた疾患は複雑な経過をたどるだけではなく，機能的無力化に陥る頻度が高いことが明らかになっている。毎年，ウクライナ政府はチェルノブイリ障害給付金の受給資格者として数多くの障害者を登録している。たとえば2004年にチェルノブイ原発事故による障害者として新規に登録された被災者は5,423人だった。このうち，5,171人が成人もしくは青年で，252人が14歳未満の子どもだった。上記の成人および青年グループの内訳は，1,621人が事故処理作業者，126人が避難者，3,362人が放射線生態学的監視地域の居住者，そして62人が放射線被災者の子どもとして第4グループに登録された10代の患者たちであった。

2004年の成人と青少年たちの疾病構造において上位3位を占

めるのは，悪性腫瘍を含む腫瘍，循環器系疾患，そして神経系疾患だった。14歳未満の子どもたちの場合は，先天性異常と悪性腫瘍を含む腫瘍などがあげられた。

　ウクライナ医療社会問題研究所の科学者たちは，汚染地域に居住している子どもたちの病状はチェルノブイリ大災害による疾患の増加によるものが最も際立っており，それが障害となって現れているとの結論を下している。

　ここにもリンパ液および血液供給系の悪性新生物，先天性発達障害，神経系，呼吸器系疾患が該当する。汚染地域の無気力症のレベルは全ウクライナの比較水準をはるかに上回っている。___6

　私たちは，チェルノブイリ原発事故の影響を受けたウクライナの人々の健康状態に関して，ウクライナ保健省医事統計センターの統計をいくつか示してきた。しかし，犠牲者のグループに関する平均データを用いても，放射線要因の複数の種類と機能的な役割を検討したり，因果関係を明らかにすることができないことが多い。したがって，このようなデータは，人体に対する放射線要因の病理的影響の実際の結果を評価することができない。たとえば，第2グループの避難者の子どもたちは，大量の放射線被ばくを短期間で受けている。このほか放射性核種に汚染された地域に居住している第3グループの子どもたちは，時間とともに蓄積する微量の放射線に絶えずさらされている。放射線荷重係数が最も複雑な第4グループの子どもたちは，子宮内被ばくを受けているか，出生後も被ばくを受けている子どもたちである。ただし，被ばくの線量と時間は，被ばくを受けたタイミングやその規模によって異なる。このような特徴は，子どもの身体に対応する病気の形成に，非常に重大な影響を与えることは確かである。この特徴はこのほか，数々の疾

患の発症頻度やその経過にも甚大な影響を与えている。これらの要因をすべて考慮に入れ，被災した人々の健康障害を分析する高度な個別的方法を新たに開発することができれば，チェルノブイリ原発事故の影響に関する全体像を検討し，評価することができるのである。こうした見解を確かめるために，私たちは1987〜1992年，2000〜2004年の，被ばくした子どもたちの各登録グループにおける疾病率の上昇を比較し，統計分析を試みた。放射線影響を取り巻く条件を考慮に入れ，私たちはいくつかのデータを探り，子どもの間での発病率の増加を明らかにした。

たとえば，私たちは新生物（腫瘍）と内分泌系の疾患を選択してみたが，この分析過程で得られた結果は，予想以上に驚くべきものであり，注目に値するものであった (table 1)。

table 1が示すように，避難した子どもたちの新生物の増加率は格段に高くなっており，通常の65倍となっている。さらに，この子どもたちの甲状腺悪性腫瘍の発生率は1992年よりも60倍の高い頻度で発生している。避難した子どもたちが受けた大量被ばくが，腫瘍を形成する結果となった事実を否定することはまったく無意味である。

このように子どもの健康に関する状況は非常に気がかりな傾向であり，この問題に対処する適切な処置が緊急にとられなければならない。

以上のことから，子どもたちの健康状況は特に深刻な問題である。3歳未満のウクライナの子どものほぼ85％が，チェルノブイリ原発事故により0.1から1.0グレイの放射線量を受けているという事実よりもましな結果はほとんど期待できない。4歳から15歳の子どもたちの60％以上が0.05から0.3グレイの放射線量を受けていた。1979年から1986年の間に生まれた

疾患と基本登録グループ	疾患拡大率	疾患発生率	注記
全疾患			
第2, 3, 4グループ全体	3倍	3倍	
新生物			1992-2000年
第2, 3, 4グループ全体	17.0倍	8.6倍	
第2グループ(避難者)	65.1倍	3.3 - 9.6倍	
第3グループ(汚染地域の居住者)	22.8倍	5.9 - 12.2倍	
第4グループ(生存者の子ども)	16.8倍	5.2 - 7.0倍	
ウクライナ全土の比較的汚染の少ない地域	15.8倍	9.9倍	
悪性腫瘍			
第2, 3, 4グループ全体	5.5倍	6.0 - 9.4倍	
第2グループ(避難者)	19.3倍	2.1 - 4.0倍	
第3グループ(汚染地域の居住者)	12.1倍	1.0 - 1.9倍	
第4グループ(生存者の子ども)	4.3倍		
甲状腺の悪性腫瘍			2000年の疾病拡大率のデータより
第2, 3, 4グループ全体	3.3倍	際立った増加なし	
第2グループ(避難者)	60.0倍	10.3-6.7倍 (1992-1998)	
第3グループ(汚染地域の居住者)	13.3倍	1.7-3.3倍 (1993-1999)	
第4グループ(生存者の子ども)	際立った増加なし	全グループの平均より下回る	
内分泌系疾患			
第2, 3, 4グループ全体	4.7倍	2.0倍	
第2グループ(避難者)	9.6倍	グループ別データなし	
第3グループ(汚染地域の居住者)	10.0倍		
第4グループ(生存者の子ども)	4.1倍		
ウクライナ全土の比較的汚染の少ない地域	1.5倍	1.02倍	

table. 1
被ばくした子どもたちの疾患拡大率および疾患発生率の上昇

1,500人近くの子どもたちは2グレイを上回る放射線を甲状腺に受けた。14万人以上が50センチグレイあるいはそれ以上の放射線を受けた。これらの子どもたちの大多数は，放射能汚染区域に居住しており，放射性核種の汚染を受けた食品を摂取し続けている。そしてこれらチェルノブイリの子どもたちが，いわゆる「チェルノブイリの孫」と呼ばれる子どもを出産する時代になっている。

そしてその孫たちは，直接かつ間接的に放射線被ばくを受けており，染色体突然異変，免疫系の障害，そして命と健康を危険にさらす，未知の放射性の「贈り物」に苦しむことになるだろう。

チェルノブイリ災害の医学的影響を効果的に評価するために，過去20年間の被害を受けた人口の死亡率を評価することが重要である。ウクライナ国立医学アカデミー放射線医学研究センター医療統計学研究所所長のミコライ I. オリミアネッツ教授は，1987年と2004年（両端値を含む）の間，保健省によって管理されていた関連機関の医学監督下にあるウクライナの，チェルノブイリ原発事故処理作業者の死亡率の分析を行った。記録によると，事故処理作業者504,117人のうち，34,449人がこの期間に亡くなっている。1995年以降，毎年2,000人以上の事故処理作業者が他界しており，2000年以後は年間3,000人にまで増大した。こうした死亡率の指標は，ウクライナでのさまざまな年齢層の死亡率と比較され，このパターンにもとづいて2010年までのさらなる死亡率が推定された。この予測によると現在のパターンのままでいけば，2010年までに年間5,000人を超える死亡者の増大を予想することができる。

災害後，事故処理作業者の死亡率は，1994年の時点で生産年齢（15〜64歳）の死亡率を超え，2004年には1989年の5.5倍

に増大した。また1998年以降は，右肩上がりに上昇している (fig. 6)。

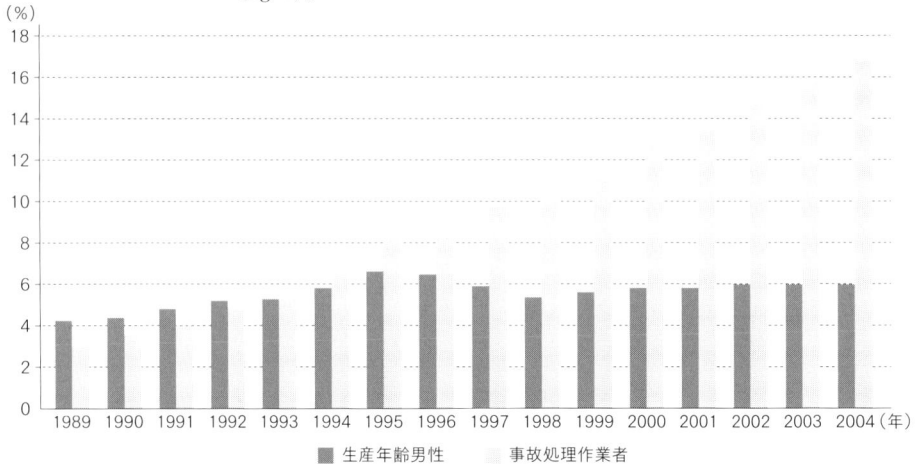

fig. 6
ウクライナにおける事故処理作業者と生産年齢男性の死亡率

死亡率の分析結果は，2010年までに事故処理作業者の死亡率は21.7％に達し，チェルノブイリ被災者全体の死亡率は17.6％に達することを示している (table 2)。

2004年における中高年被災者の主要な死因は，これまでと同じように循環器系，がん，外傷，中毒だった。近年，チェルノブイリ大災害から15年で広がった指標と比較すると，ある明らかな変化がみられる。心血管疾患有病率，呼吸器系疾患は増加しているが，内分泌系疾患，消化器系疾患が減少しているのである。このほか事故処理作業者の腫瘍性疾患による死亡率は，ほぼ2.6倍に増大している（9.6％から25.2％以上まで増大。2004年のウクライナの成人人口における比較可能な死亡率は9.9％にとどまった）。

このことから，チェルノブイリ大災害から20年の間，事故処理作業者の死亡率は生産年齢男性の死亡率の2.7倍を超えるものとなっている。チェルノブイリ大災害後長期間が経過した

	2004年死亡率	2010年死亡率(予測)
被災者グループ	16.1%	17.6%
事故処理作業者	16.6%	21.7%

table 2
ウクライナの被災者の現在および予測される死亡率

が，事故処理作業者は依然として死亡率の高いリスクグループに属していることは言うまでもない。この事実に照らし合わせてみると，医学的スクリーニングおよび社会的な保護措置の継続が望ましく，不可欠であることがわかる。予測死亡率の超過と，新たながんによる推定死亡率および死亡率に関する累積データは，2005年9月に国連のチェルノブイリフォーラムの資料に示されたチェルノブイリ災害の医学的影響に関する楽観的な評価結果とは，まったく一致しない。

健康被害の
実態解明

4 An Overview of research studies of medical consequences of the Chornobyl accident

　チェルノブイリ原子力発電所の災害は，残念ながら解決にはほど遠い，きわめて複雑で膨大な一連の問題を科学界に投げかけた。それらの課題の多くは未解決のままである。現在のところ，疑う余地なく確かな結論が一つだけ導かれている。それはチェルノブイリ災害の医学的影響は，これまでに開発された放射線影響の予測に関する数学的モデルとは合致しないということである。科学界はこれらの結果を予測することも，確認することも，予見することすらもできず，ただ広島と長崎の原子爆弾投下後に行われた健康に関する限られた研究経験にもとづいているだけである。以前起きたチェリャビンスク州キシュテム市の核災害*から入手可能なデータは得られていない。以下，本章では，さまざまな国の科学者によって実施された，人体の器官，組織へのチェルノブイリ災害の放射線影響に関する科学的調査結果を提示する。ここに引用した研究はさまざまな政治的あるいは個人的な理由から秘密裏にされ，隠ぺいされてきたものである。ここに示された研究データは科学的な議論による徹底したチェックを経た確かなものであり，疑う余地のないほど実質的なデータであることが明らかになっている。

*1957年9月29日に，プルトニウム生産用原子炉5基と再処理施設をもつマヤーク核兵器工場で発生した爆発事故。3万人以上の住民が被ばくした。国際原子力事象評価尺度でレベル6（大事故）。「ウラル核惨事」ともいわれる。

免疫系

　チェルノブイリ原発事故後の数年間，子どもたちに特定の疾病が増加したが，それはさまざまな段階で特徴を表す一定の免疫不全によって引き起こされた。放射性ヨウ素にさらされた子どもたちや被災地の清掃作業に従事した両親（事故処理作業者）に生まれた子どもたちの甲状腺被ばくに起因する確率的に起こる腫瘍疾患（がん）と，非確率的に起こる免疫学的疾患状態とは，密接に関連したものとなっている。こうした症例の大部分では，免疫の状態の変化である初期の「T-細胞系」，そして程度は低いがマクロファージ系へのダメージが観察されている。この「キラーT細胞」系の状態は，T-リンパ球の絶対数および相対数の減少，またはヘルパーT細胞数の減少と同時に，末梢循環血中でT-リンパ球が増加することで生じる免疫調節性細胞（ヘルパーT細胞とプレッサーT細胞）のアンバランスなどによって特徴づけられる。このように，チェルノブイリ原発事故から5～6年後，研究者たちは免疫のT細胞の濃度減少によるT細胞系連鎖の変化を発見した。そして，それを「比較的汚染されていない」地域に住んでいる子どもたちと比較した。事故の10～12年後に，放射線管理下の地域に住んでいる子どもたちは，血液中のT細胞のレベルがさらに減少する様子が観察された。そしてその減少のレベルは，これらの子どもたちが住んでいた地域のセシウム137による汚染の程度と緊密な相関関係があり，それに強く依拠していた。

　これらの免疫不全の進行を引き起こすメカニズムに対してなされた綿密な検査は，次のような予想外の結果を導きだした。

a）免疫細胞の受容器官のブロック
b）機能低下
c）脂質酸化のプロセスの破壊

d) 免疫応答細胞の抗酸化作用と生体膜のリン脂質含有量の変化

　研究者たちは，マクロファージ系の指標において，殺菌作用の変化にもとづく白血球の食細胞活動（貪食能）の低下を観察した。これら調査結果はいずれも，免疫系を強化するための積極的な対策なしでは，これらのグループの子どもたちは幼少期，または後の人生において，がん，あるいは感染症を発症するリスクが高まることを示している。

　核被災者の第一世代および第二世代の双方で，免疫グロブリンA，アデノシンデアミナーゼⅢのような特に分泌系分画の減少が観察された。このことは透過性感染症に反応する際の軟らかい組織（呼吸器，消化管と泌尿器系）の不透過性と安定性に対応する。

　感染防御免疫システムを弱めるこの傾向は，チェルノブイリ災害後，少量の放射線影響で引き起こされ，非常に急速なペースで発生した突然変異の結果であり，特に危険である。胎内で放射線被ばくした子どもたちに対する14年間の臨床免疫モニタリング調査の結果，放射線被ばくによってあらゆる成長段階で引き起こされる免疫状態や発病のリスク，そして健康な免疫系の成長へ導く主要器官の被ばくのタイプを確定することが可能となった。そして胎児の免疫形成を左右する主要器官の被ばくは，①T細胞免疫の抑圧，②バクテリア破壊，③免疫調節性基層のアンバランス，④免疫グロブリンの機能障害に影響を及ぼすa）食細胞とb）酸素依存的なメカニズムに対する機能的な活性を抑制することが確定された。

　このことは有害物質の①活性化，②抑制化，③非分化（非識別化）という3つのタイプの免疫異常を引き起こす。こうした変化は子どもたちの身体疾患の根本的な原因のひとつとして現

れている。そして妊娠初期の胎児への被ばくは最も有害な影響を引き起こすことが明らかになった。このほかに子宮内で急性被ばくを経験した子どもたちは，9〜10歳で免疫系の再適応のシステム形成を示す傾向があることが明らかになった。そして研究者たちは，子宮内被ばくの初期段階では，染色体構造の破壊頻度が高いと指摘した。——8

関連のある科学者の意見では，放射能による特徴的な免疫障害として，被ばくの影響を受けた子どもたちの臓器にバクテリアとウイルスの耐久性をもたらした結果，激しいペースで病気の増加と蔓延を引き起こすとも言われている。この結論は，臨床経験と観察的な証拠によって完全に立証された。チェルノブイリの子どもたちの健康状態に関する統計データは，放射線被ばくがもたらした免疫障害の影響を，完全に，そして誰もが納得がいくように裏づけたのであった。

妊婦－胎児－子どもの間の連鎖

チェルノブイリ原発事故に引き続いて起こる最も深刻な問題は，妊娠中の女性－その胎児－子どもへと連鎖する，胎児の子宮内成長，頻度，先天奇形が発生しうる原因となる生体システムへの低線量被ばくの作用である。

ウクライナ国立医学アカデミー小児科・産婦人科研究所の研究チームは，電離放射線の低線量被ばく地域に住んでいる妊娠した患者について，広範囲で複合的，臨床的スクリーニング検査を行った。ブリストル大学（イギリス）の放射線健康科学者による共同研究の成果により，事故後全期間を通して，妊婦の胎盤における放射性核種の集積を証明することができた (fig. 7)。

放射性核種の集積を示した胎盤の詳細分析を通して，胎盤の防御膜，発育異常を起こす過程の変化ならびにアポトーシス

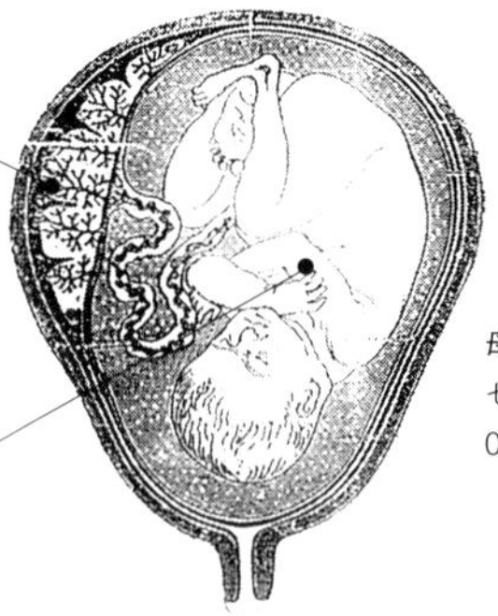

胎盤内
セシウム　3.48 Bq/kg
α放射線　0.9 Bq/kg

胎児の臓器内
肝臓 - セシウム　　　　7.75 Bq/kg
脾臓 - セシウム　　　　0.23 Bq/kg
胸腺 - セシウム　　　　0.19 Bq/kg
脊椎 - セシウム　　　　860 mBq/kg
歯 - α放射性核種　　　390 mBq/kg

母体内
セシウム
0.74-4.27 Bq/kg

fig 7
妊娠女性の胎盤における
放射性核種の濃度

（細胞の破壊）の前兆とされている細胞容積の増加に起因する変化を示すことができた。これらの要因のどれもが妊娠から周産期にかけてのさまざまな障害を引き起こす原因となり得る。

　特に，これらの研究の結果，比較的汚染されていない土地に住んでいる妊娠中の女性たちと比べて，低線量被ばく地域に住んでいる妊娠した患者は，流産，妊娠後期合併症，子宮出血，貧血，胎児の子宮内低酸素合併症，子癇前症のような状態に陥りがちなことが確認された。これらの合併症は，胎児 – 胎盤部の発育のさまざまな変化をもたらした。検査した妊婦の33.6％に，胎児の子宮内成長の停止がみられた。その上，血液中の鉄の含有量が著しく減少し，鉄欠乏性貧血と臨床的に診断された。

　このように低汚染地域に居住し続けている妊娠中の女性たちは，産科疾患と周産期疾患を発症するリスクの高いグループであることがわかった。

　類似した研究がベラルーシの科学者によって行われた。[9]そこでは死産または臨床的に必要であった妊娠中絶の後に得られた，胎児と胎盤の中に蓄えられた放射性セシウムの累積値とその分布が明らかになった。さらに先天性欠損症の形成および

構造における低線量被ばくの影響について分析された。先天性異常の主要なグループの中でも際立っているのは中枢神経系の異常であることがわかった。そのほか，胎盤には胎児そのものよりかなりの強度で放射性核種が蓄積されることが明らかになった。中枢神経系の先天奇形が生じた場合，特に胎盤の放射性核種の含有量は，他の先天奇形よりもかなり甚大なものだった。研究者たちは，胎児への放射性核種の蓄積は子宮胎盤関門の破壊と関連があるようだという結論に至った。 10, 11

妊娠中の患者たちが幼少期のさまざまな年齢で甲状腺被ばくを受けた影響に関する，きわめて興味深く，価値のある研究がウクライナ国立医学アカデミー小児科・産婦人科研究所によって行われた。

この研究成果により，幼児期に甲状腺に放射線被ばくを受けた女性たちには，妊娠期間中に多くの合併症を引き起こしたことが明らかになった。このことは胎児が女性であった場合により顕著であった。またこれらの妊娠患者に関しては，比較的汚染されていない地域と比べると，胎児の成長が遅くなることが多かった。胎児が男の子の場合は，過大な出生時体重で生まれることが頻繁に起こった。

そして妊娠中のカルシウム欠乏による非特異的な指標が多数指摘された。妊娠中の女性患者のうち3分の1が，母乳が不足する原発性および続発性の乳汁分泌過少症を発症した。

幼児期の被ばくは，将来，彼女たちのリプロダクティブヘルス*に対するマイナスの影響をもたらす。彼女たちの正常妊娠の比率は非常に低く，わずか25.8％である。病的症状の頻度は，幼児期に受けた放射線被ばく量による。この事実は，幼少時，あるいは青年期に被ばくした女性生殖器特有の放射線感受性を裏付けるものの一つであろう。さらに加えると，比較的汚

＊1994年の国際人口開発会議において提唱された概念で，「性と生殖に関する健康」の意。

染されていない土地に住んでいる人たちとは反対に，より高い汚染地域に住んでいるグループでは，多くの子どもたちが，子宮内発育期のホルモンの不均衡の徴候として，異常に少ない体重で生まれるだけでなく，異常に体重増で生まれてくる。出生時に急速な成長をともなった子どもたちは，後に成長の遅れをともなう。

　デニス・ヘンショー医師監修の下で，ブリストル大学（イギリス）のアルファ線飛跡分析研究所と協力して行われたウクライナ国立医学アカデミー小児科・産婦人科研究所の病理学研究所の調査によると，ウクライナにおける妊婦の胎盤と，管状骨と胚歯を含む彼女らの子どもたちの器官が，放射性粒子，特にアルファ放射性核種を取り込み，または含有していることが示された。とりわけ気がかりなことは，近年になって，放射線高度監視区域に住んでいる母親の死産した子どもたちの骨組織の中に，アルファ放射性核種の含有量が増加しつつあるという事実である。

　取り込まれた放射性核種の線量は一見したところ少ないようにみえるかもしれないが，発育中の胎児の小さい体にはその量は大きい。さらに急速な成長過程にある若い細胞のほうが，成熟した細胞よりも放射線の影響についてより感受性が強いことはよく知られていることである。これは数々の組織による調査研究でも裏付けられている。

　特に死産した胎児の骨の形態学的な研究では，椎骨に，そして頻度は少ないが肋骨と管状骨に，骨組織の血液供給に著しい変化が起きていることが認められた。また薄い動脈血管壁には変性化がみられ，さまざまな大きさの骨芽細胞に減少が認められ，骨基質と類骨組織の縮小や骨芽細胞と破骨細胞に不規則な分布がみられた。これらは骨組織における形成異常過程にみら

れる特徴である。こうした骨芽細胞と破骨細胞との関係に生じるアンバランスは，形成，成長の過程にある骨の破壊を誘発しかねない。こうしたことは，チェルノブイリ原発事故後に生まれた子どもたちの骨組織の構造・機能変化が，子宮内，あるいは出生前の発育段階から始まっているという合理的仮定を可能にしている（micro-photo 1参照）。

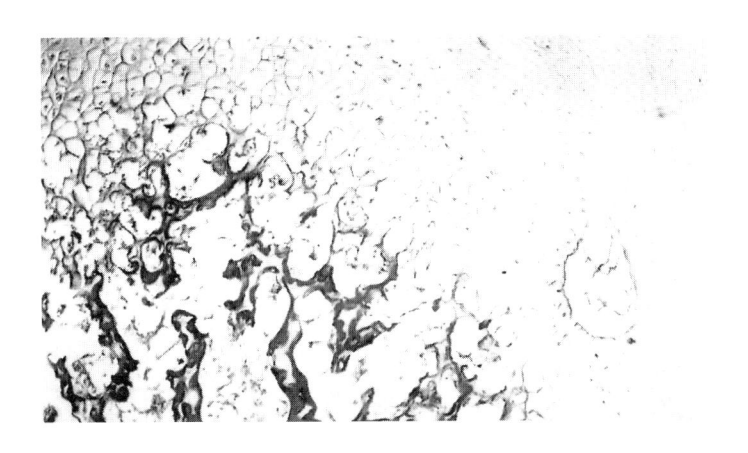

micro-photo 1
顕微鏡写真。胚発生から第27週の胎児の脊椎の骨組織（胎盤内のセシウム137の取り込みは3.25ベクレル／キログラム）。軟骨細胞の栄養障害，壊死部分，破壊による空洞を示している（ワンギーソン200倍液染色後にピクロフクシン塗布）。

　特に気がかりなのは，視床下部脳下垂体系（視床下部，下垂体，甲状腺，副腎と性腺）の構造の機能的な変化と形成異常である。子宮内発育の段階において，ホルモンの相互作用の崩壊が胎児の身体的な成長の変化を引き起こすことがあり，内分泌をつかさどる内分泌腺の疲労につながる。このことが腫瘍形成後期に影響し，それが後に子どもたちの成長と発育のプロセスにも反映される。

　ウクライナ国立医学アカデミー小児科・産婦人科研究所の調査によると，幼少期，または青年期に被ばくした女性に生まれた子どもたちの第一世代は，生理学的に発育不全で生まれている。これらの子どもたちは，生後1年の間は病気がちなことが多く，多型性の身体疾患が早期に現れる。虫歯は2歳から現れ，

将来より顕著になる。甲状腺の過形成は，5歳から現れる。放射線被害のリスクの高いグループの子どもたちの間で，健康であるとみなされる子どもたちは事実上存在しない。

　比較的汚染の少ない地域の新生児と比較すると，放射能に汚染された地域の子どもたちのなかには，さまざまな器官の先天性欠損症が2倍多く現れている。先天性異常が2倍になるというパターンは，1994年にベラルーシの新生児と死産胎児についての日本人（Satow et al.）の研究に最初にみうけられたが，ほとんど一般の関心を惹かなかった。その後，ウクライナ国立医学アカデミー小児科・産婦人科研究所の研究によって，また並行して1998年にステム・セル・マガジンで出版されたベラルーシの査読研究によって裏付けられている（Petrova et al.）。

　ウクライナ国立医学アカデミー小児科・産婦人科研究所の研究は，チェルノブイリ幼児の僧帽弁逸脱症，心奇形の致命的な結合組織の形成異常の著しい増加を明らかにした。これはさらに，キエフ市のアモソフ国立心臓外科研究所で外科医によっても証明された。

　ハルキウ医療センターの科学者による研究は，チェルノブイリ原発事故処理作業者に生まれた子どもたちに，内臓奇形を合併した発達障害（いわゆるSADと呼ばれている小さな奇形）を患う頻度が高いことを立証した。SADの非常に明確な「指標」は次の症状である。脊柱側彎症，脊柱側彎症の関連疾患，胸郭の奇形，歯（形と位置）の異常，初期の複数の虫歯，歯のエナメル質形成不全，さらに皮膚の乾燥，荒れなどの異常，薄毛，脱毛などの髪の異常である。化学療法を受けている子ども以外の，チェルノブイリの子どもたちの発育不良については，幅広く文書化され，写真データも得られており，将来，発生しうる深刻な健康問題の指標であるにもかかわらず，欧米の放射線健康機

関に属している研究者たちは関心を示さなかった。

　疾患発生に一番高いリスクのあるグループを構成しているのは，被ばくした両親に生まれた複数のSAD奇形（7つ以上）の指標をもつ子どもたちである。これらの子どもたちは直ちに，心臓，腎臓，その他の重要な器官の危険な病気を探る超音波検査を早期に受ける必要がある。ウクライナ中の産婦人科・小児科病院では，出生前の効果的なケアや高解像度の超音波検査が実施されていなかったために，2,000人以上の新生児が毎年，未診断あるいは処置不能の心奇形または胸郭奇形で死亡しており，心機能障害は1,000人以上に及んでいる。キエフ市にあるアモソフ国立心臓外科研究所によると，心奇形を患う新生児の数は増加している。しかしこの明らかな増加は，詳細な診断の結果なのか，あるいは同じ集団に心奇形が実際に増加しているのか，はっきりとしない。少なくとも，こうした奇形についてより精度の高い研究や集中的なスクリーニングを必要としている。

　ウクライナの新生児センターは，チェルノブイリ災害前と比べて，著しく高い頻度で多発性先天異常や珍しい奇形が増加していることを報告している。特に指趾過剰症（または多指趾症），内臓の奇形，手足の欠損や変形，発育不全，関節拘縮などが挙げられる。

　何千もの女性が放射能汚染地帯（最も広範囲にわたる放射性核種，セシウム137の半減期は30年）に住み続けていることを考慮するならば，母乳の問題を検討することは必須である。なぜならこの地域に住み，母乳で赤ん坊を育てようとする母親は，内部被ばくを継続的に長びかせてしまう原因になりうるからである。ベラルーシの科学者によって実施された研究は，汚染地帯に住んでいる母親の母乳で育てられた子どもが，粉ミルクで

育った子どもよりも，体内により高い放射線セシウムを取り入れていると発表した。——11

このリスクは，最初にチェルノブイリ原発事故の放射性降下物の降り注いだ地域から遠く隔たったところに住んでいる子どもたちにも，低い数値であるが存在する。たとえば，イタリアの国立衛生研究所は1997-98年から研究を実施し，母親と乳母の母乳のセシウム137含有量を計測した。その数値は比較的低いが，チェルノブイリ原発事故の後，10年あるいはそれ以上の時間が経過してもまだ上昇していたことがわかった。

（編集者の注によると）アイルランド保健当局は，長引くチェルノブイリ原発事故の放射性降下物によって放射線量が上昇していたために，1998年になってようやく酪農（乳製品）の規制を解除した。フランス当局も同じく1998年という時期になってようやく，ピレネー山脈の羊飼いに，チェルノブイリ原発事故で堆積した放射性セシウムによるリスクの増加について警告を発している。

公衆衛生の見地から，この問題は広範囲にわたる研究と代替手段のリスクと便益を注意深く探ることが必要とされた。

これまでに蓄積された科学的かつ臨床研究データは，リプロダクティブヘルスおよび出産前の健康についての包括的な分析の必要性を示している。その目的は，生命の最も基本的な連なりによって結ばれている患者，すなわち母－胎児－子ども，そして放射性物質の破壊的影響に特に弱い患者に対する保護，スクリーニング，治療，そして社会復帰に関する適切な手段を開発するというものである。適切な検査，複合的かつ動態的な管理，十分な予防措置があれば，医師は子どものさまざまな疾患発生率を相当減らすことができるという根拠を示唆したという点で非常に重要である。——12

細胞遺伝学的な影響と突然変異

　放射能汚染に直接，あるいは間接的に影響を受けた子どもたちに引き起こされる遺伝子突然変異，または別の細胞発生を引き起こす危険性を証明する非常に意義深い，さまざまな科学的調査データを示してきた。それらは事故後の全期間を通して，放射性降下物をあびた両親の子孫が，細胞発生への影響または突然変異を受け継ぐ可能性があることに注意を喚起するものだった。現段階で，2世代目のポストチェルノブイリ世代（被ばくした両親に生まれた子どもたち）に，さまざまな身体疾患を発生させる生理学的メカニズムが定着する充分な証拠が出ている。このことはチェルノブイリの事故処理作業者に生まれた子どもたちによって明らかになった。そこでは先天的あるいは後天的DNAや，サイログロブリン，ミクロソーム抗原への自己抗体が現れた。これらの物質は，免疫不全を患う大多数の子どもたちに観察されている（後述）。しかし，これらの変化は免疫不全ではない子どもの25％にも認められた。免疫不全ではない子どもでも，呼吸器に機能不全が進み，異常なスピードで身体疾患に発展していくことが考えられ，自然発生的にまたは環境因子（発がん物質，放射線，ストレス）の影響下であっても発がんリスクが上昇することが考えられる。___4

　ウクライナの研究者たちは，フランスの科学者と提携して行った共同研究によって，放射能汚染の高い地域に住んでいる子どもたちは，染色体異常誘発性の原因となる染色体破壊レベルが増加していることを明らかにした。これらの成分は有害な過酸化物質の生物学的指標であり，その増加は染色体異常の発生と相関しうると考えられている (fig. 8)。

　この点において，いまだに残された重要な問題は，特にチェルノブイリの事故処理作業者の子どもに，遺伝性の突然変異誘

発性影響が現れていることである。父親が原子力発電所の事故処理作業を終えてから1か月以内に宿った子どもの遺伝子突然変異の頻度は，事故処理作業を終えて1か月以上経過した後に宿った子どもたちに比べて，ほぼ2倍である。国際放射線防護委員会によると，第二世代において，確率的な遺伝子への影響は電離放射線被ばくの結果として現れ，これらが新生児の遺伝子構造に影響を与えることが明らかになった。これらの原因は，両親の生殖器のDNA（調節DNA）と同じように，生命機能を支配する多遺伝子（ポリジーン）の劣性の突然変異によるものである。結果的には，チェルノブイリ大災害により放射線に被ばくした人々の子孫（特に1986-88年以降，事故処理作業者に生まれる子どもたち）は，予想どおり胎児の段階で生存能力が低下し，あるいは負の環境影響に対して生命体としての抵抗力が減少していた。この原因は遺伝子系統の不安定化にある。

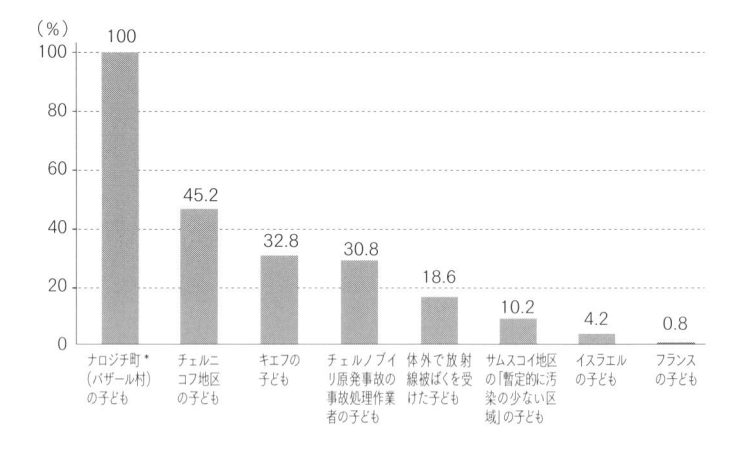

fig. 8
各監視地区における子どもの染色体異常誘発因子（CF）の割合

＊ナロジチ町はチェルノブイリ原発の西約70キロメートルに位置する「ホットスポット」の一つ。住民10,300人のうち児童は約2割。

地区	%
ナロジチ町＊（バザール村）の子ども	100
チェルニコフ地区の子ども	45.2
キエフの子ども	32.8
チェルノブイリ原発事故の事故処理作業者の子ども	30.8
体外で放射線被ばくを受けた子ども	18.6
サムスコイ地区の「暫定的に汚染の少ない区域」の子ども	10.2
イスラエルの子ども	4.2
フランスの子ども	0.8

　類似した結果は，イタリア国家研究会議の実験的医学研究所でも得られた。＿＿13　電離放射線は少量でもDNAの劣化（両方の螺旋チェーンの断片化，断裂など）を誘発する一方，他方ではDNAの鎖の再構築も誘発していることが明らかになった。こ

のタイプのDNA構造の異常変動は，細胞の大きさに反応して位置選定するときに起こるために，その過程は非常に危険である。

モルドバ共和国の国立予防医学臨床研究センターの科学者たちは，チェルノブイリの清掃活動に参加していた事故処理作業者と彼らの子どもたちの細胞遺伝学的検査を実施した。結果は，事故処理作業者たちは，子どもたちと同様に，体細胞の染色体突然変異の度合いが増したことを立証するデータが示された。__14

イギリスの王立医学会誌もまた，ウクライナとイスラエルの科学者による査読を経た研究論文を掲載した。

それは，チェルノブイリの事故処理作業者に生まれた子どもたちの染色体異常を分析したものである。彼らの手法は，災害の前に生まれた兄弟（姉妹）とチェルノブイリ原発事故後に生まれた子どもたちの染色体異常を比較するという，きわめて説得力のあるものだった。この研究は，チェルノブイリ原発事故後に生まれた子どもたちは，事故前に生まれた兄・姉と比べて染色体異常が7倍増加していることを明らかにした。

チェルノブイリ原発事故によって子どもたちに出現した健康障害を引き起こす染色体異常は，ドニエプロペトロフスク国立大学とウクライナ医療社会問題研究所によっても確認された。__15 チェルノブイリ原発事故処理作業者の子どもたちへの複合的な検査を実施する過程で，実質的な健康状態は，放射線被ばくしていない両親の子どもたちとは異なることが立証された。専門家たちはチェルノブイリ原発事故処理作業者の家族から生まれた子どもたちは，両親から染色体異常を受け継いだという信頼性のある証拠を手に入れたのである。遺伝子の突然変異は，ストレスを抑制したり増強させるシステムの機能不全，

または自律神経，生化学的微量元素，免疫恒常性（ホメオスタシス）の不安定性の誘発に反映されていた。このことは深刻な適応障害を引き起こした。このような障害の臨床上の指標は，子どもたちの身体的心理的変化，甲状腺の肥大，心機能不全，消化器疾患，頻繁に発症する慢性疾患の悪化である（これらの慢性疾患は，一般的に気管支感染症，カゼ，肺炎なども含まれるが，子どもたちは普通ではない頻度で，また非常に長引いて著しく体が弱体化する傾向がある）。結果として，この子どもたちの集団は長期間にわたる健康問題に関してより高いリスクをもつグループだと考える必要がある。この研究プロジェクトの創始者たちは，これらの障害を回復させる効果的な手段を実施するためには，彼らの研究結果が基礎となるべきだと信じている。そして，こうした疾患に先手を打って回避するために予防措置がとられることを推奨している。

　ベラルーシ国立科学アカデミーの遺伝子・細胞学研究所の専門家による実験的研究により，連続する世代への検査で，身体の突然変異と胎児の死がわずかずつ増加することが記録された。ここで得られた注目すべき研究結果は，これらの突然変異は世代から世代へ代々増加するということであった。この研究結果は，放射線に被ばくした人間や実験室の動物のうち，最初の世代が受けた突然変異や生理学上の反応と同様，チェルノブイリ災害のもたらす遠い未来への影響が，将来の世代に明らかになるだろうという結論を導きだしている。＿＿16

　2001年の初頭，モービルにある南アラバマ大学の遺伝医学分野の会長，ヴォロヂミル・ヴェルテレツッキ博士の監督下で，先天奇形予防ウクライナ・アメリカ協会と小児麻痺救済募金活動をしている錚々たる遺伝学者たちが，ウクライナ西北部のヴォルィーニ州，リヴネ州の新生児の先天奇形の発生率を調査

した。この研究チームは下顎骨，その他のさまざまな欠損をともなって生まれたリヴネ州の乳幼児の，初めて写真撮影された耳頭症の事例を含む，きわめてまれな先天性異常の症例を数多く記録している。ヴェルテレツッキ医師のチームはまた，二分脊椎のある発生頻度も調査した。それは一般に比べて4倍を超えるものであった。リヴネ州のチェルノブイリ汚染地域の産婦人科，新生児科医たちは，四肢奇形，眼奇形，白内障，珍しい奇形など広範囲の事例を発表・記録してきた。アメリカ政府はヴェルテレツッキ博士への研究資金提供を打ち切ったが，明らかに，これらの憂慮すべき事例について徹底した検討が必要とされている。

甲状腺

甲状腺は放射性核種の影響に最も敏感な臓器である。事故後，最も深刻な甲状腺がんをはじめとする，あらゆる甲状腺疾患の著しい増加が明らかになった。事故後，わずか15年の甲状腺がんの増加について最少の増加率を予想していた放射線健康専門家による見通しとは反対に，チェルノブイリ災害後の4年から6年後には，子どもと大人の双方で甲状腺がんはきわめて深刻な増加を示していた。

1992年9月3日，WHOがイギリスの著名な科学誌『ネイチャー』で，チェノブイリ原発事故の放射線に汚染された村，そしてその近隣の村に住むベラルーシの子どもたちの甲状腺がんの割合が，通常よりも80倍の高さのレベルにまで上昇したと報告した。___[17] この80倍という数値は，実際のがん発生率のきわめて慎重な足跡と1986年前後の甲状腺疾患との詳細な比較を経て報告された。引き続き行われた研究では，子どもたちの甲状腺がんは1990年中ごろまでに通常の100倍以上のレベルに達

し，ウクライナの子どもの30倍であることが確認された。これらの子どもたちのほぼ全員がミンスク市およびキエフ市にある内分泌系の国立医療機関で手術を受け，ほぼすべての子どもたちが生存している。しかしながら，ほとんどのケースで甲状腺の除去が必要とされた。そして甲状腺がんの患者は，一生，甲状腺ホルモンの補充を毎日受けなければならない。

　1992年6月22日，IAEAのフレッド・メトラー医師は，自らの機関がウクライナとベラルーシで徹底した研究を行った結果，チェルノブイリ原発事故後に甲状腺がんの増加は検出されなかったと，アメリカ上院議員聴聞会で証言したが，甲状腺がんのこのような急速な増加が科学界の目にとまらなかったことは注目に値する。彼はまた，広島，長崎の原爆投下後の日本の被ばく者への研究をベースに，チェルノブイリ原発事故後の15年間，甲状腺がんの増加はないとも予測していた。IAEAの専門家たちは，内分泌学研究所に集められている臨床学的な証拠は抗しがたい事実であるにもかかわらず，甲状腺研究に異議を唱え続けた。1990年代の後半には，この問題に関する国際的なコンセンサスが得られた。ベラルーシとウクライナの甲状腺がんの急激な上昇と南西ロシアのブリャンスク州の比較的わずかな上昇は，チェルノブイリ原発事故後の数週間に子どもたちがヨウ素131に被ばくしたことを反駁できないほど明白に示している（ヨウ素131の半減期は8日）。甲状腺がんの急激な広がりを検出しなかったIAEAの間違いは，組織的なバイアスの危険性と，実際に被害を受けた住民を検証する代わりに数学的手法や計算式に頼りすぎることの危険性を表している。こうした歴史的推移から考えると，チェルノブイリ原発事故の影響を矮小化したIAEAの公式表明には懐疑論で応じるべきである。またIAEAがチェルノブイリ原発事故から引き起こされる可能性の

あるがんや健康上の影響などの検証を拒否していることも充分に非難されるべきことである。

　ウクライナ国立医学アカデミー小児科・産婦人科研究所が日本の専門家と共に実施した検査研究から，写真上で放射能汚染区域に住み続けている子どもたちの甲状腺の変化をみると，子どもたちがヨウ素を摂取したのは比較的短い間だけでなく，事故後，長期間にわたり摂取していたことが明らかになった。＿＿18 このことはウクライナの住民の甲状腺がんを含む，内分泌系疾患の著しい増加率に関する統計データによって確認されている。特に脆弱なグループは，低量だが上昇した放射能にさらされた食事，そして地域特有のヨウ素不足という二つの要因の影響を受けている子どもたちによって構成されている。

　チェルノブイリ原発事故後の最初の数か月間，特に当時子どもだったウクライナの住民は数センチグレイの放射線量を甲状腺に受けており，14万人の子どもたちが50センチグレイあるいはそれより高い放射性ヨウ素を被ばくした。最も世間的に知られ，公式に認められている放射線による確率的な影響は甲状腺がんの出現であった。それは放射性ヨウ素にさらされた，高いリスクのある同世代に生まれた子どもたちや幼少児に1990年代の初めから広がりはじめた。しかし，別に起こりうる健康問題にも注意しなければならない。事故後20年を経過すると，上述した子どもたちが子どもを授かる年齢に到達する。当時，赤ちゃんまたは少女だった女性たちの妊娠にどんな影響があるのか。放射線による被ばくは，妊娠期間中の母親の健康にどのような影響を与えるのか。ましてや甲状腺がんの手術，甲状腺ホルモン補充療法を受け続けている数千人もの少女たちには特別な注意を払われなければならない。こうした治療のあり方と自然な内分泌系の反応をかく乱することが，どのくらい母体

や幼少児の健康に影響を与えるかは，いまだ明らかになっていない。これらの疑問に対する答えはいまだみつかっておらず，チェルノブイリ原発事故の長期間の被害についての最終影響評価を策定する前に，厳しい科学的調査の実施が求められている。

中枢神経系と精神発達

　ウクライナ国立医学アカデミー小児科・産婦人科研究所の研究チームは，70人の子どもたち（男子34人，女子36人）に対して脳波検査を行った。この子どもたちは全員，チェルノブイリ原発からほんの3.5キロメートル離れたプリピャチ市出身の母親から生まれた第一世代の子どもたちで，その母親たちは小児期または青年期に，破壊された原子炉から放出された複合的なさまざまな放射性核種による被ばくを受けている。脳波検査の分析では，わずか2.8％のみが同じ年齢の発達上の標準値と一致した脳波の特徴を示した。通常の発達が確認されたのは，男子（9歳）の2.9％，女子（11歳）の2.8％のみであった。全年齢グループの男子および女子の97.2％に，興奮性で大脳全体に及ぶ特徴をもった，脳に著しいバイオリズム変化がみられた。

　検査を受けた子どもたちの7.1％に強いα波が認められ，そのような脳波異常に至らないまでも，半分すなわち50％が異常リズムを示した。さらに42.9％に不安定なα波がみられた。この結果を分析した神経学者は，これらの数値は中枢神経系の形態学上の機能的未熟さを示しているとの結論を下した。過呼吸をともなうような身体的な動作に対して，18.6％は適切な反応をした。しかし，それ以外の適切な反応をみせなかったほぼすべての子どもたちに関しては，脳の内側基底部に機能障害がみられた。子どもたちの5.7％は，検査で短いひきつけがみられ

た。脳波計が示した変化は，検査を受けた子どもたちの大脳皮質の形態機能的未熟さを表している。大脳皮質下部の活動の増加は少なくともある程度は，大脳半球の皮質の未成熟の表れである。脳波が示した変化は，覚醒と制御の経路の脆さ，神経経路そのものの不安定さを指し示している。おそらくこれは，検査を受けた子どもたちの大部分（86％）が，高次神経系の精神活動の不安定さを示す根拠である。

　子ども時代に被ばくした女性の子孫の第一世代にみられる精神および知的発達の特徴に関する徹底した研究は，あらゆる発達段階の子どもたちが注意力障害や記憶固定の能力低下など，神経プロセスの活動の低下に苦しんでいることを証明している。彼らの精神力は，比較的汚染の少ない地域の子どもたちに比べると，消耗しやすい傾向にあった。

特定の代謝異常の特異的徴候

　比較的汚染の少ない地域の子どもたちとの比較で，チェルノブイリ原発事故の放射線による被害を受けた同世代の子どもたちの数年間にわたる精力的な検査や観察を通して，脂質の変化，カルシウム-リンのホメオスタシスの状態，ビタミンD_3の交換など，代謝性健康状態についても検討してきた。脂質は細胞膜や非細胞性の膜の基礎的な構成要素であることを考えると，それらの交換過程での障害や破壊は，子どもたちの臓器機能や身体の組織に対して多くのマイナス要因となり，さまざまな疾患を招く可能性がある。汚染を受けた地域に住んでいる健康な子どもたちの血液細胞集団のフリーラジカルの含有量に関する検査は，比較的汚染の少ない地域（1分間に445±36.0イノシンリン酸）の健康な子どもたちと比較すると，酸素フリーラジカルのかなり高いレベル（1分間に1278.0±86.0イノシンリン

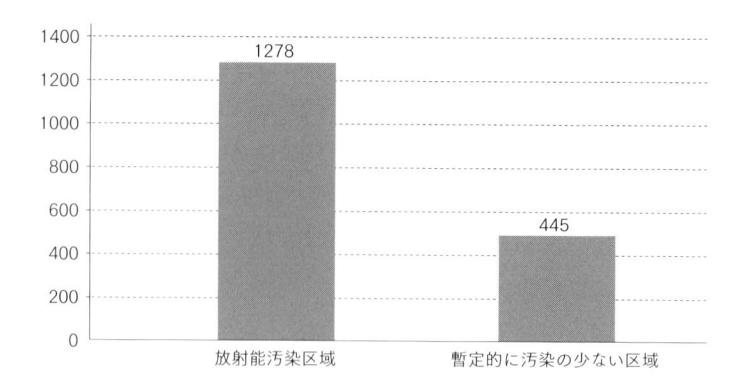

fig. 9
子どもの血清中のフリーラジカル量（イノシンリン酸／分）

酸）を示した（fig. 9）。

　このことは放射線量の高い地域に住む子どもたちは，著しい脂質の酸素フリーラジカルを経験するという主張の論拠となっている。この研究から，比較的汚染の少ない地域の子どもたちにみられるレベルと比較すると，赤い血液細胞（赤血球）膜の全脂質，リン脂質，全般的なコレステロールが増加したことで，膜の脂質の組成破壊が明らかになった。

　この研究を率いている研究者の意見では，高コレステロール血症は，明らかに酸素フリーラジカルの活性化に際して，保護的性質を帯びている。高コレステロールと電離放射線が結びつくと，それぞれの要素が別々に活動するよりも，脂質の過酸化と酸化のより明白な，より急激な増加を引き起こす。脂質の過酸化と酸化の開始は，糖分解と糖生成を含む細胞内の代謝過程の破綻を招く。さらに，膜の脂質構成の破壊は，子どもたちのタンパク質を構造的に機能変化させることがある。レーザー相関分光法のおかげで，これらの血清の積分特性を検査したところ，いわゆる血液リンパ液の中のタンパク質-脂質粒子の大きさと広がりを知ることができた。被ばくの影響は小さいサイズの粒子を削減させ，そして大きな粒子を増加させる傾向へと，

タンパク質 - 脂質粒子の大きさと血清の複合体の大きさに質的変化を起こした。このことは酸素フリーラジカルと脂質の過酸化開始との間の関係が壊れていることを示している。タンパク質 – 脂質の連携作用に異常をきたしたために，放射線を被ばくした同世代に生まれた子どもたちは，細胞の劣化により不安定になっている徴候として，赤血球の酸抵抗性が崩壊していることがわかった。

　以上の研究の結果として，汚染地域の子どもたちの赤血球の浸透圧安定性の低下が明らかになった。それは放射線を被ばくした子どもたちの細胞の透過性の障害を証明するものである。赤血球産生量の低下という背景があるにもかかわらず，子どもたちはさまざまな身体疾患や慢性疾患への移行を進行させる組織の低酸素症を促進していた。このように子どもたちは病気にかかりやすくなり，長引く傾向になっていた。カルシウム伝搬における膜機能の破壊とホメオスタシスのアンバランス（細胞内カルシウム量の増加，あるいは細胞からカルシウムを搬出する速度が遅くなると起こる石灰化現象）は，生体の深刻な疾患に至るはじまりでもある。子どもたちの高い罹患率，疾患の長期化・重度化，自律神経障害と骨疾患の蔓延は，身体のカルシウム伝搬の障害に起因すると思われる。汚染された地域に住んでいる子どもたちの長期間に及ぶカルシウム - リン交換の破綻は，精力的な研究調査で納得のいくかたちで証明された。低年齢の子どもたちにみられる心筋梗塞（心臓発作）の発生とリスクの増加は，細胞レベルに起こったこれらの損傷プロセスにより部分的に説明可能である。甲状腺がんのように，心血管系疾患は，大人にはより一般的に発生するが子どもには比較的発生しない。きたるべき数年のうちに，国際保健の研究者たちは，子どもたち，青年たちの心血管の健康状態に，チェルノブイリ原発

グループ		サンプル数	指標					
			総カルシウム mmol/l	無機リン mmol/l	25OHD ng/ml	マグネシウム mmol/l	銅 mmol/l	鉄 mmol/l
1	男子	40	2.26 ± 0.05	1.68 ± 0.04	(19.00 ± 1.70)*	(0.72 ± 0.03)*	(22.80 ± 0.55)*	15.51 ± 1.53
	女子	40	2.28 ± 0.06	(1.77 ± 0.04)*	19.60 ± 2.50	0.81 ± 0.04	21.67 ± 0.89	21.37 ± 2.09
	合計	80	2.26 ± 0.04	1.70 ± 0.04	19.10 ± 2.10	0.77 ± 0.03	21.72 ± 0.75	17.33 ± 1.41
2	男子	40	(2.53 ± 0.04)*	1.62 ± 0.04	20.80 ± 1.90	0.82 ± 0.04	(22.70 ± 0.68)*	22.90 ± 1.80
	女子	40	2.45 ± 0.05	1.60 ± 0.05	18.30 ± 2.20	(0.70 ± 0.04)*	20.80 ± 0.94	19.40 ± 1.60
	合計	80	2.49 ± 0.05	1.59 ± 0.04	19.60 ± 2.00	0.78 ± 0.04	21.78 ± 0.81	21.40 ± 1.70
3	男子	30	2.29 ± 0.03	1.65 ± 0.02	27.90 ± 2.20	0.88 ± 0.04	19.00 ± 0.57	18.66 ± 2.51
	女子	30	2.30 ± 0.03	1.59 ± 0.02	22.90 ± 1.60	0.87 ± 0.03	20.13 ± 0.86	18.60 ± 0.87
	合計	60	2.31 ± 0.03	1.62 ± 0.02	24.40 ± 1.50	0.87 ± 0.03	19.56 ± 0.71	18.86 ± 1.06

注:グループ1およびグループ2の子どもの指標と対照グループの子どもの指標を比較した際の$P<0.05$

table 3
被ばくした子どもの血液中の血清における総カルシウム,無機リン,25OHD,マグネシウム,銅,鉄の指数*

* table 3は,チェルノブイリ原発事故による放射能汚染の前後で,子どもの血清中の各指数に違いがあり,放射線の影響があることを示している。

事故が及ぼす影響を調べる必要がある。

汚染地域の子どもたちのミネラル交換に関する研究は,カルシウム-リンホメオスタシスの混乱のほかに,マグネシウム,銅,鉄の交換でも破綻があることも明らかにした(table 3)。

以上のことから,子どもたちの生化学過程に関する徹底的なモニタリング調査では,放射能汚染地域に住んでいる,名目上「健康な」子どもたちにさえ,フリーラジカルの酸化と有害な代謝物の複合体ができていることが明らかになった。そしてこのことは,細胞膜の構造的,機能的な特性の破壊につながった。特に毒素に対する細胞の抵抗力の低下と細胞質内での必須ミネラルの含有レベルの減少を引き起こす物質の移動など,子どもたちの機能活性の変動をともなった。こうしたすべてのことが,臓器組織の低酸素状態の一因となり,子どもたちに身体疾患を発症させるベースとなる。そして,これらの疾患は比較的汚染されていない地域の子どもたちに比べて著しく,より頻繁

に現れている。その上，汚染地域に住んでいる子どもたちは多くの代謝過程に負の影響を及ぼすミネラルが不足していることが明らかになった。

骨系

汚染地域に住んでいる子どもたちの骨と筋肉疾患は，ウクライナの平均指標の3.3倍を上回っている。子どもの疾病率に関する健康レポートでは，骨筋肉疾患は三番目に高い順位にあり，表面上は汚染の少ない地域の子どもたちと比べて2倍ほどの頻度で起きている。放射線被ばくを受けた就学前の子どもたちは，汚染の少ない地域の子どもたちより骨折率が高く，同じ観察対象集団の子どもたちに骨組織の構造に質的変化が起きていると推測される (fig. 10)。

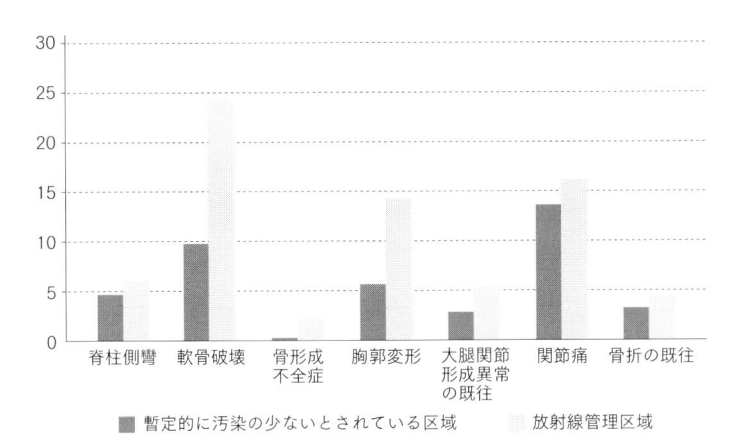

fig. 10
子どもの骨系にみられる臨床異常の頻度

1997年から2003年にかけて，ウクライナ国立医学アカデミー(E. ルクヤノヴァ, Y. アンティプキン, L. アラブスカ)は，チェ

次頁写真／廃墟となったホテルから眺めたプリピャチの街。

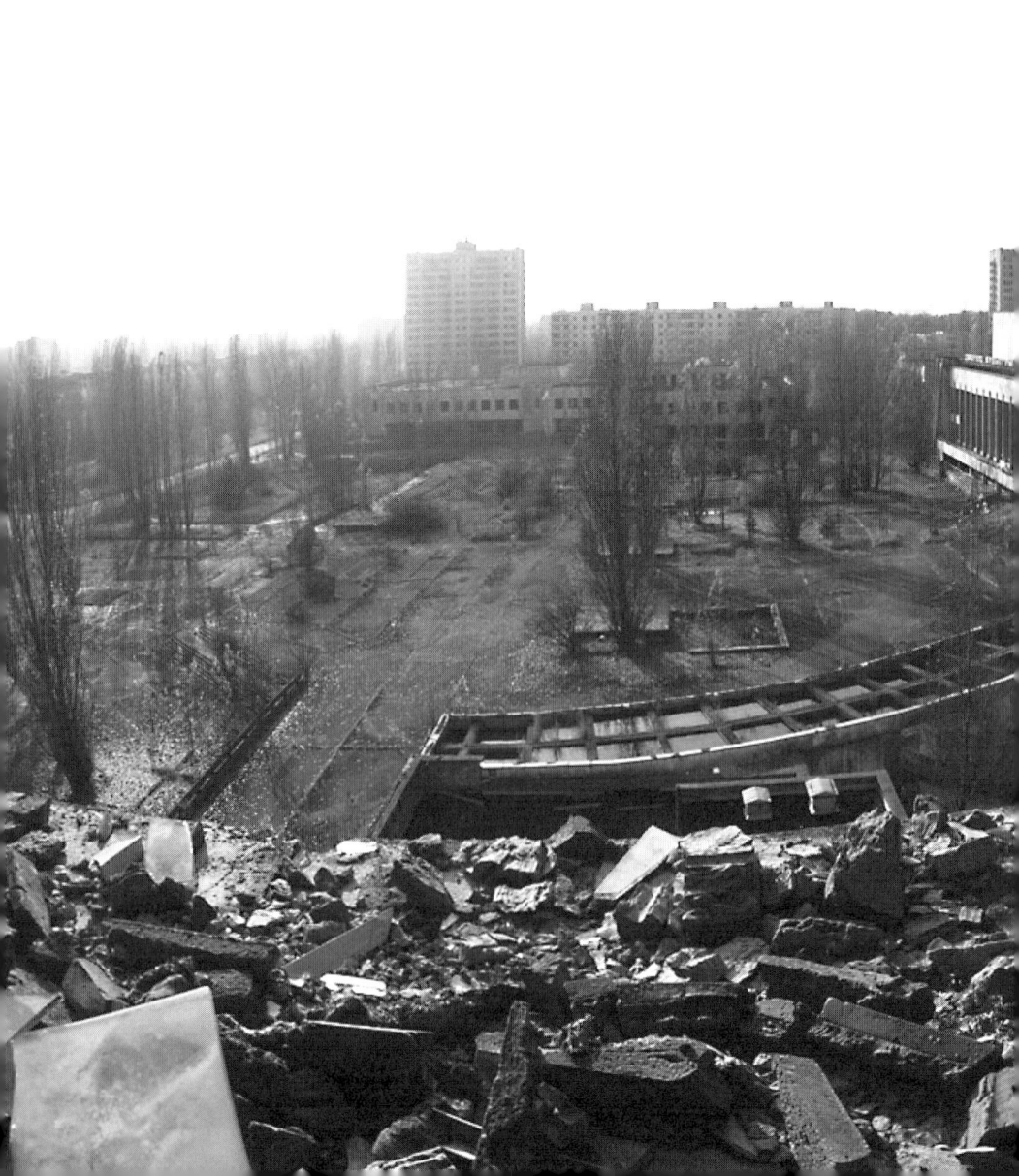

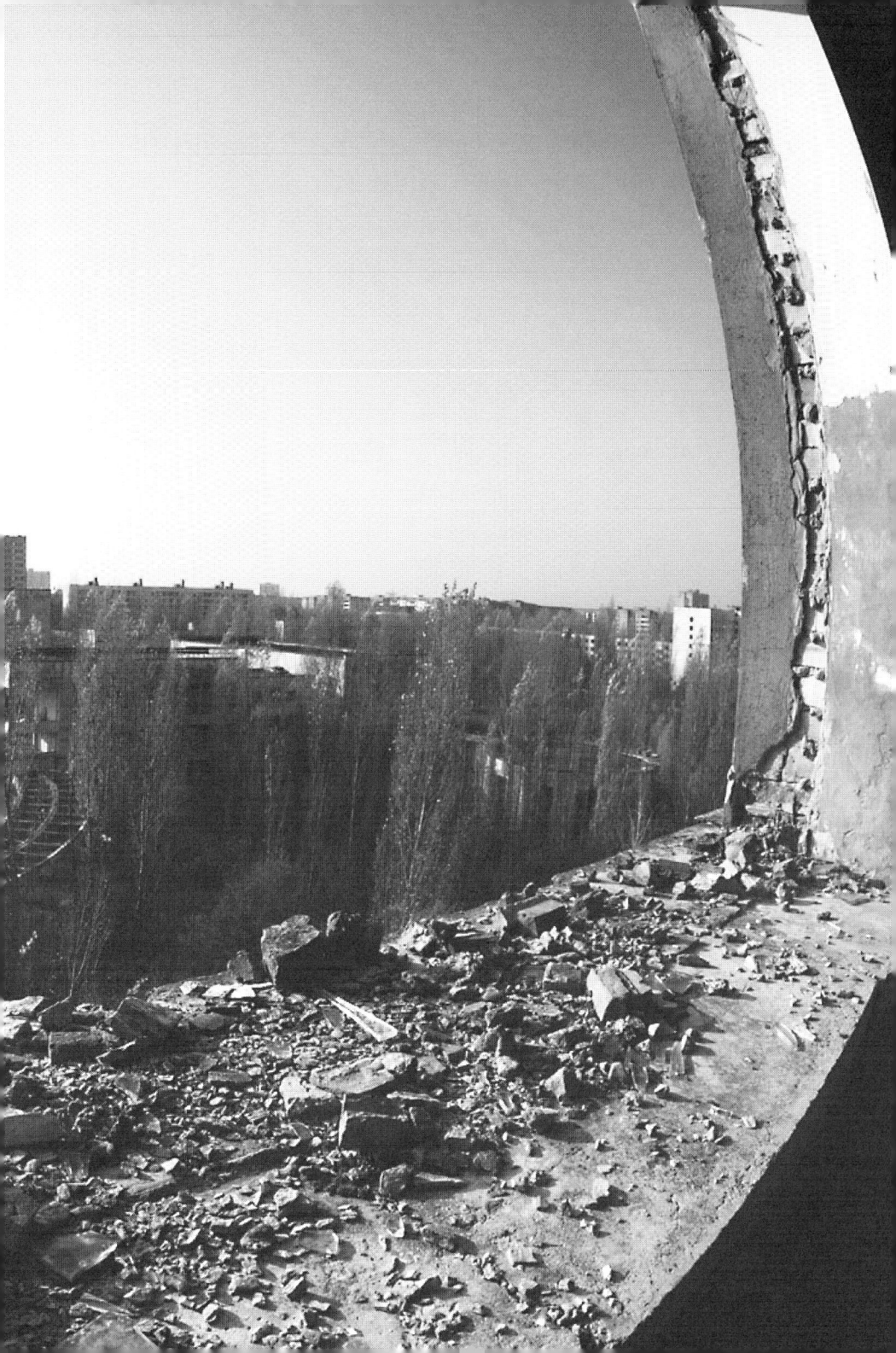

ルノブイリ原発事故後に生まれ，放射能汚染地域に住み続けている213人の子どもたちと，汚染されていない地域の家族から生まれた240人の子どもたちの調査を実施した。

最初のグループの子どもたち全員は，妊娠中の胎盤にアルファ線放射性粒子を取り込んだ母親から生まれた。この地域のセシウム137の汚染レベルは，5から15シーベルト／平方キロメートル（185 - 555キロベクレル／平方メートル），またはストロンチウム90の汚染レベルは2.5キュリー／平方キロメートル（37キロベクレル／平方メートル）だった。イギリスの専門家との共同研究によると，過去3年間に放射能汚染地域に住んでいた母親の死産の子どもたちの骨組織のアルファ放射線量を調べると，著しく増加していることが明らかになった（micro-photo 2, 3）。

現時点で注目すべき重要なことは，子どもたちの体への骨栄養に関する放射性核種の影響について，適切に検査されてこなかったことである。この研究の過程で，観察下にある子どもたちの乳歯にアルファ線放射物が組み込まれたことがわかった（2.5-3.2ベクレル／キログラム）。これにより自然な歯の発育パターン（タイムテーブル）を妨げ，特に女の子の歯周組織に影響を与え，虫歯の早期発生，新しい永久歯の早期萌出を引き起こした。このような発育異常は，歯の老化が早くなる傾向があることや，胎児の骨組織の健康な成長を阻害する。さらに，観察下にある子どもたちは，健康度が低いという特徴があり，対照グループにはその特徴は認められなかった。

そして，4.2 - 4.4ベクレル／キログラムの数値の子どもたちは，身体的疾患がさまざまに発症したことを示すことが明らかになった。比較的汚染の少ない地域の子どもたちと比較すると2倍を上回っている。一方，汚染地域に住んでいた5歳から7歳の女の子たちの82.1％は，骨質減少（骨組織が低密度），または

骨軟化症（骨組織の脆弱化）の面で著しい変化が出ていた。さらに8歳から12歳の女子は，既に79.7％が骨線維症をきたしており，骨組織の低弾力および肥厚の症状に脅かされていた。同じ地域の男の子たち（就学前の63.8％と就学中の70.8％）は，骨軟化症の傾向にあった。なかでも骨線維性異形成の症状は，平均身長よりも背の高い子どもたちに頻繁に現れた。チェルノブイリ原発事故処理作業者の家族に生まれた女の子で，特に平均身長

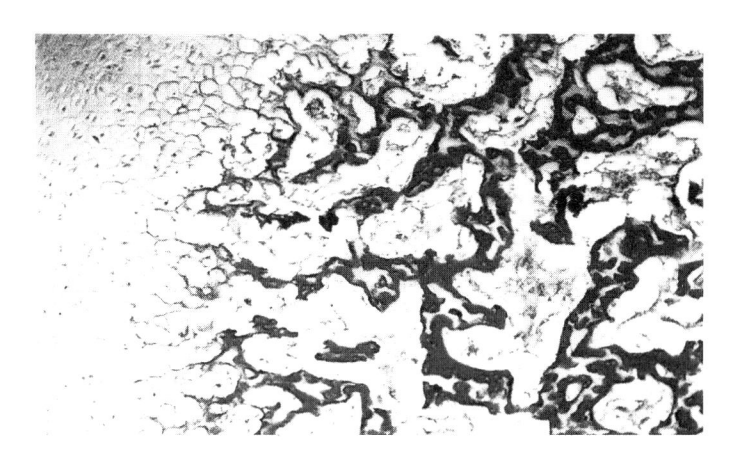

micro-photo 2
胚発生から27〜28週の胎児の管状骨の骨組織（胎盤のセシウム137取り込み量0.8ベクレル／キログラム）。骨組織のビーム状構造と軟骨構造が保存されている。

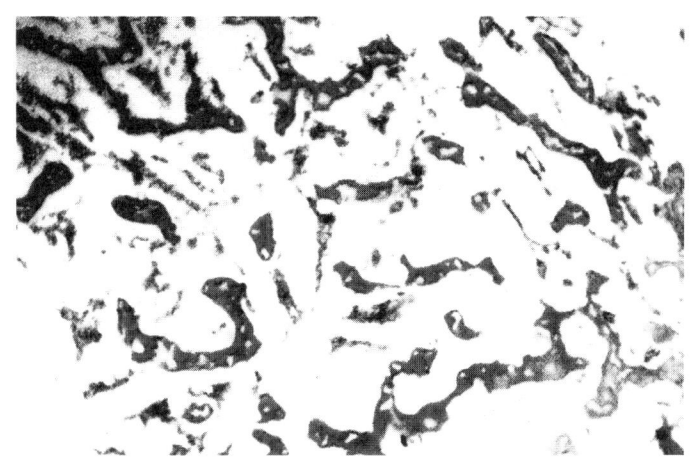

micro-photo 3
胚発生から27週の胎児の管状骨の骨組織（胎盤のセシウム137取り込み量3.25ベクレル／キログラム）。骨組織のビーム状構造が破壊されている。

よりも背の高い子が，就学前および就学中ともに，対照群の同世代よりも骨の組織はより線維状になっていた。事故処理作業者の子どもたちは，12歳までの骨密度が最も低かった。同じ男の子のグループでは，就学前の男の子の54.2％，そして平均身長よりも低い男の子63.9％に骨線維症が出現した。

　これらの症例に対する研究のなかで科学者たちは，子どもの成長の年齢ベースと性別ベースでの差異を捉えていた。強い放射線被ばくを受けた子どもたちの，典型的な第二次，第三次「成長スパート」は，比較的汚染されていない地域の子どもたちよりも遅れて起こった。このグループに頻出するアンバランスで，調和のとれていない成長はさらに増加し，外見的特徴の「伸びる」とか「丸くなる」という明確な段階分けはなかった。12歳の事故処理作業者の息子は，汚染の少ない地域の同じ世代と比べて背が高くなった。12歳（特に事故処理作業者の子どもたち）の骨格形成が不均衡であることは，軟骨形成と軟骨内の成長の変化と遺伝決定された成長因子系の機能障害と同じように，骨格形態の不完全さを証明している。ホルモンの形態学的影響（体の弾力性）への有効性は，事故処理作業者の子どもたちにおいても12歳が最も低かった。

　慢性的に低線量の被ばくを受けた母親から生まれた子どもたち，骨軟化症と骨減少症の幼い子どもたちと，骨線維性異形成が現れた就学児童の年長の子どもたち（特に平均身長よりもかなり背の高い子どもたち）において，特徴的な骨組織の構造・機能上の崩壊が起こったことは注目すべき事実である。チェルノブイリ原子力発電所の災害の間，急性被ばくを受けた母親の子どもたち（平均身長よりも背の高い女の子，平均または平均身長よりも背の低い男の子により多く），特に女の子たちに幼少時から骨線維症が発生している。より危険性の高いグループの子どもた

ちの大部分は，微小循環の障害と低酸素症（二酸化炭素の過飽和）の発生がみられた。それは骨組織（微小血管障害，酸素フリーラジカルの活性，細胞膜の構造・機能的な質の変化，赤血球の超微細構造の変化，赤血球の浸透圧抵抗と安定性の低下，2,3DPG（ジホスホグリセド含有量の増大）の破壊・崩壊過程の始まりである。これらの全プロセスは，血管の膨化，四肢腫張などを含む子どもたちの健康へのダメージにつながっている。

　これらの研究はまた，骨組織ミネラル化の破壊をも明らかにした。それは，特に上記の平均身長かそれを上回る身長の子どもたちのカルシウム調整系の機能の有効性低下と血清中のカルシウム，リン，マグネシウム，銅，鉄，ビタミンD含有量の変化をともなうものだった。被ばくリスクの高い子どもたちに対して，研究者たちは，骨芽細胞の構造・機能的特徴の変化，骨組織の再構築過程の活性化，発酵段階と石灰化の破壊，骨組織の複合的破壊，組織の形成異常の活性化変化（骨線維症，僧帽弁逸脱，全身性エナメル質形成不全）など，骨組織の組成の変調を認めた。さらに高い放射線管理下に置かれているグループの子どもたちには，性腺発育不全の事例がたびたびみられた。それは第二次性徴の発展段階での障害と思春期に入る段階での組織内脂肪沈着様式の変化を併発した。そして身体的成長異常で生まれてきた放射線管理地域の子どもたちの数は，比較的汚染されていない地域の子どもたちのグループに比べて1.6から2.8倍であることが明らかになった。この子どもたちは，内分泌腺にかかわる形態的，機能的成熟の可能性のある変化についてより高いリスクのあるグループに属すと考えられた。

　こうした調査研究の過程において，ウクライナ国立医学アカデミー小児科・産婦人科研究所の科学者は，幼少時代，あるいは思春期前に36.7センチグレイという比較的高い線量で被ば

くした甲状腺をもつ母親は，早期に骨線維症を経験する女児を出産する可能性が高いというデータを得た。一方で，生殖器が完全に形成される前の性成熟の早期段階で放射線被ばくした女性は，幼少期から骨線維症を発症し，その一部が骨軟化症になるような子どもを出産する可能性が大きかった。性成熟の後期に被ばくした女性に生まれた男・女，いずれの性の子どもたちも，骨軟化症と骨減少症を発症する傾向が高かった。

ここで得られた結果は，思春期前の期間に甲状腺へ比較的低線量（最大26.3センチグレイ）の被ばくを受けた母親のケースにおいて，彼女たちの子孫は若年時に骨軟化症を発症させる傾向があり，思春期の早期に低線量被ばくした母親は，その子孫に，骨線維症と骨軟化症の早期発症の兆候が認められたという結論を引き出した。14歳以降に放射線被ばくを受けた母親の場合，その娘は骨軟化症を発症し，またその息子は骨線維症のみならず骨軟化症も発症した。15歳までに高い放射線被ばくを受けた母親の子どもは，低線量被ばくを受けた母親から生まれた子どもよりも，高い頻度で，また早い年齢で，骨線維症を引き起こす傾向にあった。

15歳以降に被ばくした女性の放射線被ばく量は，子どもたちの骨組織の形成に影響を与える特徴に特に際立った差があるようには考えられなかった。このような子どもたちにとって最も多い主要な骨組織の変化は，骨軟化症である傾向が強かった。

活発に身長が伸びる成長期には，乳歯から永久歯への生え変わりが歯周組織の悪化や虫歯をともなって頻繁に起こるものである。高い放射線被ばくリスクのある子どもたちの同じ集団では，歯のエナメル質の形成不全という系統的な反応がみられる。さらに，乳歯の放射性核種取り込みは，子宮内発育期間でさえ骨組織が放射性核種を蓄積する間接的証拠を提示するもの

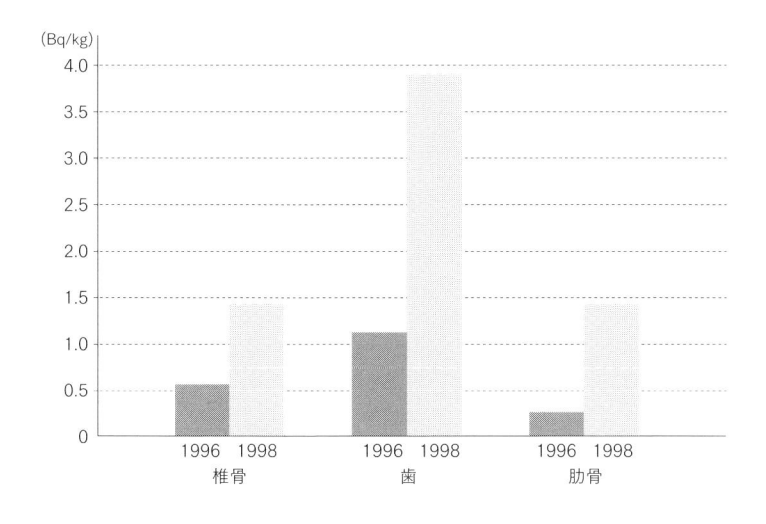

fig. 11
過去3年間の胎児の骨組織における放射性核種の含有量の変化

と考えられた (fig. 11)。

　同じ子どものそれぞれの歯に放射性核種が不規則に蓄積していることから，アルファ粒子は骨組織に不均等に蓄積し，「ホットスポット」を形成していることが確証されている。この不均等な取り込み（蓄積）は，骨組織の代謝に破壊的な異常を引き起こす。

　これらの研究過程で著者らは，体の器質的，全身レベルでほかに同じような重要な病的変化に注目した。特に微小循環における特別な変化である。目の網膜の血管の状態は，生体の根本をなす微小循環の状態を間接的に反映しているということはよく知られている。研究者らは，汚染地域の2歳以上の子どもたちに69％で，また原発事故処理作業者の家族の2歳以上の子どもたちに56％で，動静脈係数の減少，つまり細動脈の狭窄と静脈の拡大というかたちで，網膜の中心部分に細小血管障害があることを発見した。このことは，これらの子どもの生体内で微小循環の障害が起き，特に骨系においては骨組織の劣化の証拠を提示していることを間接的に示しているだろう。

骨の成長に影響を与えるホルモンの全系統の詳細な調査は，内分泌系の機能不全を明らかにしており，それは骨形成の加速とあらゆる種類の破壊的な変化の促進に対する代償性適応反応であることがわかった(table 4)。

グループ		サンプル数	カルシトニン nmol/l	副甲状腺ホルモン pg/ml	成長ホルモン mUnit/l	総チロキシン nmol/l	インスリン mUnit/l	コルチゾール nmol/l	テストステロン nmol/l
1	女子	40	1.6 ± 0.4	(35.3 ± 5.0)^{1,2}	(6.3 ± 1.0)*	107.3 ± 9.3	(13.4 ± 2.1)^2	499.6 ± 51.8	2.4 ± 0.5
	男子	40	1.9 ± 0.4	18.9 ± 3.3	7.5 ± 1.1	126.3 ± 12.3	(23.3 ± 2.9)*	422.0 ± 21.5	1.3 ± 0.6
	合計	80	2.2 ± 0.4	24.2 ± 3.5	6.91 ± 1.1	113.9 ± 9.3	20.4 ± 2.8	460.8 ± 36.7	1.8 ± 0.6
2	女子	40	(0.9 ± 0.2)*	(28.1 ± 2.0)*	10.6 ± 1.2	118.0 ± 8.3	17.4 ± 2.5	451.4 ± 44.2	2.6 ± 0.4
	男子	40	0.7 ± 0.2	(25.3 ± 4.1)*	(5.7 ± 0.7)*	117.4 ± 6.5	19.6 ± 3.3	410.4 ± 15.8	1.9 ± 0.2
	合計	80	0.8 ± 0.2	(26.2 ± 2.2)*	8.2 ± 0.9	117.6 ± 8.2	18.9 ± 2.8	430.4 ± 30.0	2.3 ± 0.3
3	女子	30	(2.1 ± 0.4)*	(21.2 ± 1.0)	11.2 ± 1.6	121.9 ± 8.1	10.9 ± 2.7	363.0 ± 58.2	2.2 ± 0.6
	男子	30	1.19 ± 0.4	14.4 ± 1.9	10.4 ± 1.8	116.4 ± 14.8	14.8 ± 2.6	398.0 ± 15.8	2.1 ± 0.5
	合計	60	1.6 ± 0.4	18.6 ± 1.4	10.9 ± 1.7	119.8 ± 7.3	15.51 ± 2.7	380.5 ± 37.0	2.0 ± 0.6

table 4
子どもの血液の血清中のホルモン平均値*

1. グループ1およびグループ2の指標と対照グループの指標を比較した際のP＜0.05
2. 一つのグループ内の女子と男子の指標を比較した際のP＜0.05

＊table 4は，チェルノブイリ原発事故による放射能汚染の前後で，子どもの血清中のホルモン平均値に違いがあり，放射線の影響があることを示している。

3グループの子どもたち

○グループ1*

胎盤に放射性核種を取り込み，事故後生まれた213人の子どもたち。両親ともに汚染区域に住み続けているグループ。この汚染地域のレベルは，セシウム137, 5-15キュリー／平方キロメートル(＝185-555キロベクレル／平方メートル，ストロンチウム90, 0-2.5キュリー／平方キロメートル＝37キロベクレル／平方メートルまで)。

○グループ２

胎盤に放射性核種を取り込み，事故後生まれた240人の子どもたち。親が事故処理作業者で，かつ母親がプリピャチ市で被ばくし（両親とも急性被ばくを受けている），その後，キエフ市に住んでいるグループ。

○グループ３

事故処理作業者の家庭に生まれず，胎盤に放射性核種が蓄積することなく，「暫定的に汚染の少ない区域」に継続的に住んでいる216人の子どもたち。

　成長ホルモン，総チロキシン，インシュリン，コルチゾール，テストステロンなどのホルモンの含有量の明らかな変化は，これらの子どもたちの内分泌疾患の発生に付随して起きたことから，それらホルモンが適応的性格をもつことが明らかであろう。

　子どもたちの骨系と身体の発育は密接に関連している。骨系状態の変化はその姿勢だけではなく，運動機能にも影響を与えている。地域のコミュニティで実施された疫学調査によると，放射能汚染地域に住んでいた住民の脊椎の異常は対象者の57％であり，年々この疾患が広がる傾向にある。

　以上の調査研究結果は，子どもの成長と発育は環境状態や複雑な経済状態と結びついている事実，そして科学者や小児科医からの継続的な注意が必要であることのまぎれもない指標である。複合的な病因についての年次調査は，放射線に被ばくした子どもの若年期から実施されるべきである。このことにより，骨組織構造の異常への早期警告とできる限りの予防策を引き出し，侵襲的な骨親和性放射性核種の慢性的蓄積の問題があって

＊グループ１は，胎内被ばくも含め継続的に比較的低線量の被ばくを受け続けている子どもたち。グループ２は，強い胎内被ばくを受けた後に比較的汚染されていない地域に住んでいる子どもたち。

も，骨格形成を最適化することができると思われる。なにより効果的な公衆衛生処置により，これらの子どもたちの骨量を増強させることが可能となるだろう。なぜなら，しかるべき管理や予防によって，小児も大人も，骨折や骨格異常の要因を大幅に減らすことができるからである。そこではじめて子どもたちの健康状態の全般的な改善につながり，身体疾患を削減することになるだろう。

A Response to the Policy of
the International Committee
of Radiation Protection,
International Atomic Energy
Agency, the Chornobyl Forum
and other international bodies
responsible for the evaluation
of Chornobyl health effects

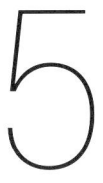

5

国際機関の
政策の危うさ

チェルノブイリフォーラム報告書と実態の乖離

　2003年，IAEAのイニシアチブによって，国際的な「チェルノブイリフォーラム」が発足した。このフォーラムはIAEA，WHO，国連諸部局からの専門家，およびウクライナ，ベラルーシ，ロシア連邦各国政府からの代表で構成された。この組織は，チェルノブイリ原子力発電所で起きた事故による影響について明確な科学的合意に到達すること，また事故の影響を克服するための最善の努力に向けたさまざまな未解決の課題に対する答えを収集することという目的を担った。

　そういった科学的合意に到達するための情報を収集するに際し，専門家たちが限定的な情報に依拠したことは注目に値する。IAEAはフォーラムに対して，いくつかの選択された学術誌に掲載されている論文についてのみ検討することを要求したのである。その結果として，2005年9月5日から7日にかけて，ロンドン，ウィーン，ワシントンおよびトロントで「歴史的な」報告書が公開された。「チェルノブイリフォーラム」が作成した「チェルノブイリの遺産―健康，環境，社会経済への影響」である。

　この報告書においてIAEAとその「専門家」は，いかなる実証

的裏付けもないままに次のような結論に達している。

- 小児白血病の増加はチェルノブイリ原発事故の結果ではない。
- 今後，悪性腫瘍数が顕著に増加することは予測されない。
- 事故処理作業者と汚染地域居住者の腫瘍学上の疾病と総死亡率は，比較可能な他集団の指標を上回ってはいない（この結論のタイミングが，チェルノブイリ原発事故後20年を迎える時期であり，それが多くの放射線誘発がんの潜伏期間の終了時点にあたることに留意されたい）。
- 心臓血管疾患と放射線被ばく量増加との関係は認められなかった。
- ヒト，動物，そして植物の遺伝子の健全さに対するいかなる妨害も認められない。
- 免疫疾患は，事故処理作業者にのみ生じた。
- 放射線被ばくは子どもの健康に直接的な影響を及ぼしてはいない。
- 1992～2000年までの期間，放射性降下物によって最も影響を受けた三国（ウクライナ，ベラルーシ，そしてロシア）において，甲状腺がんは合計で4,000症例が記録されている（実際は，この期間に甲状腺がんの手術を受けた子どもは，ウクライナだけでも3,000人を超えている）。
- この事故から生じる最も重大な健康問題は，被災者の心理的健康への影響である。

　IAEAとチェルノブイリフォーラムから提示されたこれらの結論は，あいにく現状と一致しない。本書に集められたデータは，その限定的なテーマについてでさえ，「チェルノブイリ

フォーラム」の専門家たちの楽観論と完全に矛盾する。フォーラムがとった立ち位置は，国際社会を間違った楽観的感覚に陥らせることで，公衆衛生に対する脅威となりうる。なぜならば，それは事故被災者の保護に関する広範囲な予防策の重要性や妥当性を否定することになるからである。

さらにフォーラムは，多くの国々の科学者によって実施された価値ある調査研究の結果を完全に無視している。それらは，放射線による健康影響と，疾病の予防や治療の方法についての研究に大きく寄与するものであるにもかかわらずである。

核エネルギーの開発にともない，放射線防護のための透明で信頼できる制度が構築されているはずだと国際社会は当然のごとく期待している。しかし，チェルノブイリ原発事故の放射性降下物によって被害を受けた多くの国々において，そのような制度には根本的に欠陥があるという事実が立証された。

チェルノブイリフォーラムに対する批判のなかで最も信頼できるのが欧州放射線リスク委員会によるものである。[19]この委員会の科学専門家は，IAEAおよび他の機関が採用している放射線リスクの評価モデルが，実際の危険および影響を予測するには不適切だという証拠が現在十分に蓄積されていると考えている (table 5)。

研　究	研究の結果
ミニサテライトDNAの突然変異	チェルノブイリ原発事故後に生まれた子どもは，それ以前に生まれた子どもに比較して，突然変異率が7倍増加している〔ICRPモデルの誤りは700〜2000倍〕。
5か国での小児白血病	種々の放射線を胎内被ばくして生まれてきた子どもの白血病罹患率の増加は，ICRPモデルのリスク係数の誤りが100〜2000倍であることを示している。

table 5
欧州放射線リスク委員会が，ICRPモデル（国際放射線防護委員会のリスクモデル）の誤りを示す証拠として取り上げている研究

観察対象グループ	対象人数(当該期間年)	観察罹患数	期待罹患数	標準化罹患比	95%信頼区間
汚染地域居住者					
1990-1997	1,211,132	72	41.7	172.9	135.2-215.1
1990-1993	654,501	24	22.4	107.2	68.6-154.4
1994-1997	556,631	48	19.3	249.1	183.6-324.6
事故処理作業者 1986-1987（男性）					
1990-1997	577,536	37	8.4	442.7	300.0-585.3
1990-1993	263,084	13	3.3	393.0	179.4-606.6
1994-1997	314,452	24	5.1	475.2	285.1-665.4
30km圏からの避難者					
1990-1997	408,882	66	12.9	513.4	389.6-637.3
1990-1993	208,805	23	6.4	362.0	214.1-510.0
1994-1997	200,077	43	6.5	661.4	463.7-859.1

table 6*
リスクグループ別，チェルノブイリ原発事故被災者の甲状腺がんの標準化罹患比

＊table 6と7は，被災者集団の実際の罹患数（観察罹患数）が基準値（期待罹患数）を上回っていることを示している。

観察対象グループ	対象人数(当該期間年)	観察罹患数	期待罹患数	標準化罹患比	95%信頼区間
汚染地域居住者＊					
1993-1997	389,645	162	107.8	150.3	127.1-173.4
事故処理作業者 1986-1987 ＊＊					
1990-1997	39,188	44	29.1	151.2	106.5-195.8
1990-1993	15,913	12	10.9	110.2	47.9-172.6
1994-1997	23,275	32	18.2	175.6	114.8-236.5
30km圏からの避難者＊					
1990-1997	235,072	72	52.3	137.7	105.9-169.5
1990-1993	119,915	37	25.7	143.9	97.5-190.2
1994-1997	115,157	35	26.6	131.7	88.1-175.3

table 7*
リスクグループ別，チェルノブイリ原発事故被災女性の乳がんの標準化罹患比

ウクライナにおける乳がん発生率の地域特性により，標準発生率の指標は2つの基準に基づいて計算されている（1980-1992年の地方標準＊と1990-1996年の全国標準＊＊）。

国際放射線防護委員会によって実施された放射線の影響評価および疾病リスクの計算は，広島と長崎における原爆投下のデータにもとづいている。しかしながら，原子爆弾による被ばくは，高線量の放射線を瞬間的に外部被ばくのかたちであびるものであり，チェルノブイリ原発事故の場合とは異なっている。さらに，その原子爆弾のデータはそもそも偽りで，かつ不完全である。甲状腺がんと乳がん，そして白血病とリンパ腫の罹患データをみても，〔チェルノブイリフォーラムが採用したリスクモデルは，〕実際に観察された結果と一致していないことがわかる (table 6, 7, 8)。

　これら実際に観察された症例数と推測値との乖離は，明らかにチェルノブイリ原発事故が予測よりも弱いのではなく，強い影響を有していたこと，そして私たちが予測も予想もしていない影響がこれまで起きてきたし，これからも起こりうることを示している。より高い予測価値をもつ現実的な新しい放射線リ

ICD-9コード		1980-1985 (1)	1986-1991 (2)	t1,2	1992-1997 (3)	t1,3
200-208	白血病とリンパ腫	10.12 ± 0.75	15.63 ± 1.06	4.25 P<0.01	13.41 ± 1.10	2.48 P<0.05
200, 202	リンパ肉腫 細網肉腫	1.84 ± 0.33	2.70 ± 0.41	1.64 P>0.05	3.70 ± 0.58	2.77 P<0.05
201	ホジキン病（リンパ肉芽腫症）	1.82 ± 0.34	2.47 ± 0.48	1.12 P>0.05	2.10 ± 0.48	0.48 P>0.05
203	多発性骨髄腫と免疫増殖性新生物	0.54 ± 0.16	1.03 ± 0.25	1.66 P>0.05	0.78 ± 0.22	0.88 P>0.05
204	リンパ性白血病	3.08 ± 0.40	4.93 ± 0.59	2.59 P<0.05	2.97 ± 0.49	0.17 P>0.05
205	骨髄球性白血症	3.08 ± 0.17	1.99 ± 0.41	3.40 P<0.01	1.06 ± 0.03	1.68 P>0.05
206-208	その他の白血病	2.35 ± 0.36	2.51 ± 0.41	0.29 P>0.05	2.81 ± 0.53	0.71 P>0.05

table 8*
最も汚染された地域における白血病およびリンパ腫の1980-1985年，1986-1991年，1992-1997年の罹患率差(10万人当たり)

＊table 8は，汚染地域の住民10万人当たりの罹患数を年代ごとに比較したもので，特に「白血病とリンパ腫」の事故後5年間の増加が顕著である。「ICD-9」はWHOの「疾病及び関連保健問題の国際統計分類」。

スクモデルを開発するためには，チェルノブイリ原発事故の教訓をすべて汲み入れ，包括的かつ良心的にモデル開発に取り組むことがきわめて重要である。

放射能汚染地域における予防衛生プログラム
　チェルノブイリ被災者の健康状態が，放射線の被ばくのみならず，他の一連の環境汚染物質による負の影響を受けていることにも目を向けなくてはいけない。端的に言えば，放射能で汚染されたウクライナの土地は，環境的に破滅的な状態にある。放射線に加え，産業や農業の有毒物質による複合的影響が，放射能 – 生物 – 化学の累積的な相乗作用を引き起こしている。さらに，防腐剤，安定剤，乳化剤，調味料，着色料などを含む食品から，潜在的に有害な異物が体内に取り込まれてもいる。今日の平均的な人間は，80年前には自然界に存在しなかった500種近くのさまざまな化学物質を体内に取り込んでいることが，2006年に生物学的な検証で確認された。人間の体は「生化学カクテル」のシステムへと改造されつつあるというわけである。

　このように複雑な状況においては，ストレス要因やストレス負荷の増加，生活の質の低下，そして睡眠や適切な栄養の不足といったことすべてが，身体疾患，病的状態，身体障害，そして平均寿命の低下を引き起こしうる。したがって，環境が傷つけられている，すなわち汚染されている地域に住む人々に対しては，保護対策をとること，そして健康を保護し体の組織を活性化するための最適条件を整備することが特に重要である。それはどのように達成することができるだろうか，また，それは達成可能だろうか。

　このようなケースにおける最も有効な手段の一つは，有害物の完全除去であろう。すなわち，放射能で汚染された食品の排

除，放射能汚染物質や有毒な化学汚染物質の削減あるいは除去である。しかし残念ながら，そのような根本的および包括的なアプローチは実際には不可能である。現状において最も現実的で実行可能な見通しは，毒素や放射線による健康被害を抑制すること，そして複合的な予防手段や公衆衛生計画を用いて危険要因を減らすことである。そのような計画を立て予防対策を実施する際には，以下のような基本原則に則る必要がある。

- 人体に安全な食品や製品を採用し奨励すること。
- それらの効果を公衆に知らせること。
- 比較的簡単かつ便利に，それら食品や製品を入手することができること。
- 手に入れやすい価格であること。

多くの調査研究が明らかにし，また広く経験的に知られているように，上記の目標を達成する最も有効な方法は，栄養アプローチ，すなわち健康食品の導入である。世界中の先進的な国においては，酸化防止成分が豊富で，疾病を予防すること，また体を丈夫にし回復させることに効果的な特徴のある食品を普及させるための政府プログラムが実施されている。

2002年にウクライナ議会は「マリアアザミ（学名シリバム・マリアナム）由来の生理活性添加剤（BAA）を採用したチェルノブイリ原発事故被災者のための予防計画準備プログラム2002-2005」を採択した。この計画は，保健省，環境政策委員会，経済省，非常事態・チェルノブイリ原発事故影響国民保護省，そして欧州統合評議会による広範囲な検討の後に採用された。最も普及している生理活性添加剤のなかから専門家によって選択されたのが，自生植物製品の「マリアアザミ」であった。マリア

アザミは，クリミア半島にみられる一般的なアザミで，「チャンス・ドラッグストア」社が収穫・製造を行っていた。この企業によって開発された独自の技術により，有効成分が完全に保存加工されている。この食品添加物は，ウクライナ，イギリス，アメリカの一流の研究所や診療所において多数の臨床研究を経て有効性が立証されている。この物質の強力な予防的治療効果は，酸化防止成分「シリマリン」，アルブミンとタンパク質（すべての必須アミノ酸を含む），広範囲にわたるミネラルとビタミン，ペクチンおよび多価不飽和脂肪酸から生じる。マリアザミからつくられるこの生理活性添加剤は成人にも子どもにもまったく安全であることが明らかにされており，大量生産が可能なため比較的安価で一般家庭にとっても購入しやすい。

　このプログラムの枠組みのなかで，チェルノブイリ地方およびミィコラーイウ州ペルボマイスキー市の極度な高汚染ゾーンの子どもたちを対象に，予防的治療目的でマリアザミ由来の生理活性添加剤が利用された。このプログラムの評価に際して，保健省の専門家，地方の保健担当職員，そして地域の医師は，マリアザミの特殊な化学成分と栄養素の自然なバランスは，電離放射線，有毒化学物質，そして緊張状態にさらされるといった極限的環境条件の下でさえ，人体の最適レベルの機能を促進すると結論づけた。さらにマリアザミの実用化によって，酸化防止，抗変異原性，細胞膜保護の強い効用と，腸内吸着および修復の特質も証明された。マリアザミは，肝臓の健全な組織と働きを回復させ，免疫力を高め，代謝を安定させ，放射性核種や他の有害物質の胃腸管への吸収を防ぐ。さらに，重金属，硝酸塩，亜硝酸塩，殺虫剤などの化学化合物の吸収を防ぎ，また身体からそれらを除去することを助ける。このプログラムによって，チェルノブイリ原発事故に被災した子どもの

うち44,600人強に対して，この生理活性添加剤が治療目的で届けられた。しかし残念ながら，資金不足により予定された計画のすべてが実施されることはなかった。

　次に，葉酸を利用した栄養アプローチの事例をみてみよう。公衆衛生の専門家は，あるタイプの先天性異常の予防促進のために，パンやペストリーの中に葉酸を注入することを強く推奨している。世界中の遺伝学者および産科医が，葉酸の欠如と，ウクライナにおいて非常によくみられる神経管欠損の発生との強い予防関連性を立証してきた。

　アメリカのモービル市南アラバマ大学の遺伝医学部学部長，ヴォロヂミル・ヴェルテレツキ博士の指導のもと実施された先天性異常予防のためのウクライナとアメリカの共同プログラムは，ヴォルィーニ州とリヴネ州において国際標準より4倍高い割合で先天性異常が生じているという驚くべき発生率を発見した。ヴェルテレツキ博士とその共同研究者は，妊婦の悲劇を減らすために，葉酸を妊婦用ビタミン剤と通常の食品に添加することを義務付けるようウクライナ議会および保健省に対して強く提言した。しかし，複数の政治団体から抵抗があり，議会は，残念ながらこのプログラムを承認しなかった。

　これら二つの事例は，比較的容易で費用のかからない取り組みがチェルノブイリ大災害の危険な影響のうちのいくつかを成功裡に削減できることを示している。そしてこれらは，多くの予防プログラム実施具体例のほんの二例にすぎない。公衆衛生当局はそれら優良事例から学び，かつそのようなプログラムに適切に資金を配分することが重要である。長い目でみれば，疾病の予防と先天性異常の予防はウクライナの政府資金を節約することになる。さもなければ，障害者プログラム，社会補償，児童養護施設整備，そして生産性の損失というかたちで，より

多くの財政支出が必要となる。

　特に，チェルノブイリ被災者に支払われたわずかばかりの，財政的に無意味な賠償金が，その代わりに予防衛生プログラムに向けられていたならば非常に合理的であった。何百万ものチェルノブイリ避難者および汚染地域の住民に対してそれぞれに数グリブナ*を支給するためのウクライナ政府の財政負担は，学校や幼稚園を通してマリアアザミのような生理活性物質を配布することに支出する方がはるかによい。それは，チェルノブイリ被災者の健康と生命を保護するための具体的で組織的な手段を実施する好機となる。予防プログラムに向けられる資金で，生命にかかわる疾病治療のための特別勘定を設定するのもよいだろう。

　さらに，放射線被ばくの実際の個人線量を明らかにするために，特に子どもと妊婦について，公衆衛生プログラムの標準業務として放射性核種の直接測定を実施することが不可欠である。全身線量を測定する技術はすでに存在する。ウクライナの科学者は，身体の放射能汚染レベルを正確に評価することができる「スクリーナー」という独自の自動測定装置を開発した。この検査装置はブリュッセルの国際フォーラムで金賞を受賞している。個人線量の情報を得ることによって，医師が，被災者の予防とリハビリテーションのためのより有効な治療計画を立てられるようになることは疑う余地がない。

　このように，チェルノブイリ被災者が今日直面している状況は非常に深刻であるが，絶望的ではない。危険にさらされている子どもの健康を増進し，保護し，回復させることがきわめて重要であり，多くの場合それはまだ可能である。そのような取り組みの有効性については，私たちの国の経験に加えて国際的な医療援助機関の経験が豊富な証拠を有している。

*ウクライナの通貨単位

たとえば，〔1992年に〕WHOが，ベラルーシの科学者による子どもと大人の甲状腺がんの驚くべき増加を示した研究結果を再確認したとき*，国際社会が積極的に支援に動き出した。フランス，アメリカ，アイルランドをはじめとする西側の援助機関が，地元の内分泌学者や外科医に対する研修をともなう甲状腺スクリーニング検査プログラムを展開し，そして大量の甲状腺ホルモン剤を提供した。そのことで，ウクライナ，ロシア，そしてベラルーシの医師が甲状腺がんに冒されたほぼすべての子どもの命を救うことができた。もしIAEAが，1993年に小児甲状腺がんの増加はなかったと政府高官を説得することに成功していたならば，この国際的な対応ははるかに遅れ，さらに多くの生命が失われていたであろう。

　このことは，有効な研究計画を開発し，高リスク集団を注意深く観察し，がんや先天性異常の潜伏期間を終えて今後数年間に増加するかもしれない他の健康問題についてよく検討することの重要性を喚起する。新しい証拠の検証を拒否し，信頼できる健康影響の報告を「ヒステリー」や「放射線恐怖症」として片付けるような科学者は，そもそも科学者としてではなくイデオローグとして行為しているのである。新しい健康問題が出現しようとしているこの時に，チェルノブイリ原発事故の「本を閉じる」ことは道義的に受け入れがたい。

　これらの問題を解決するためには，最も大きな被害を受けた三つの国家のみならず，国際社会の政治的意思と財政的支援が当然ながら必要である。各国政府，国連，WHO，国際放射線防護委員会，IAEA，人道的医療支援団体の協調的努力を通じて，この事故の環境的，医学的，そして社会的影響の克服に向けた調査研究とプログラムのための資金が継続的に提供されることが不可欠である。

*科学誌『ネイチャー』の「科学書簡（Scientific Correspondence）」欄で，ベラルーシの科学者の研究報告に応答するかたちで，WHOとスイス政府から派遣された科学者がベラルーシで追試を行っている。K. Baverstock et al., 1992, "Thyroid cancer after Chernobyl," *Nature*, 359 (6930): 21-22.

検証結果　　　　　　　　　　　　　　　　Conclusions

　1986年4月26日に起きたチェルノブイリ原子力発電所の事故は，何百万人もの被災者を出す前例のない放射線の放出をもたらし，史上最大の科学技術災害となった。約60万人の清掃作業員，34万人を超える避難者，さらに数百万人が今なお危険にさらされながら事故現場の風下にあたる地域に住み続けている。それには，アイルランド，スウェーデン，トルコ，フランス南部やルーマニアなど遠く離れた国の人口密集地域も含まれている。しかし当然ながら，最も高いリスクにさらされているのは，染色体損傷と先天性異常のリスクを抱える事故処理作業者とその子どもや孫たち，そして長寿命で「低レベル」の核種に汚染され続けている地域に住む人々である。

- 事故から生じる最も有害な要素はさまざまな種類の大量の放射性核種の放出であった。ストロンチウム90，ジルコニウム95，ニオビウム95，モリブデン99，ルテニウム106，テルル131m，テルル132，ヨウ素129，ヨウ素131，ヨウ素132，ヨウ素133，セシウム134，セシウム137，バリウム140，セリウム141，セリウム144，そしてネプツニウム239。また，プルトニウム238，プルトニウム239，プルトニウム240，およびアメリシウス241，キュリウム242および244のような放射性核

種を含む超ウラン元素もかなりの量が放出された。放射能雲の内容，すなわち放射性同位体の構成は，全放射能放出に対して数％（プルトニウム）からおよそ30％（放射性ヨウ素）までとさまざまである。それらさまざまな核種の半減期も，5〜8日（希ガス類とヨウ素131）から2万4,110年（プルトニウム239）までと多様である。

- 事故後の初期段階における主要な放射能源はヨウ素131と132，テルル131と132のような短寿命同位体であった。それらは主に甲状腺に影響し，急性被ばくの主要因となった。現在，そして近い将来においては，半減期の長い放射性同位体が主要なリスク要素である。それは特にセシウム137（30年）とストロンチウム90（100年）である。これらは，外部・内部被ばくの累積線量を形成する最大の脅威である。なお，プルトニウム239と240についても，容易には人体に取り込まれないためより低い程度ではあるが，やはり同様にリスク要素である。

- 放射性降下物による汚染の最も激しかったのが，ベラルーシ南部，ウクライナ北部およびロシア南西部であった。これらの国々では，汚染レベルが平方メートル当たり1,480キロベクレル（平方キロメートル当たり40キュリー）を超える地域があった。ウクライナだけでも，放射性物質によって汚染された面積が50,500平方キロメートル。そこには，かつて人が住んでいた居住地区と今もなお人が住んでいる居住地区があわせて2,218か所存在し，240万人以上が暮らしている。

- チェルノブイリ原発の事故の後，はるかに低い汚染レベルではあるが，ヨーロッパの大多数の国々において放射性降下物が出現した。放射性核種が北半球の至る所に分散し，微量ではあるがチェルノブイリ原発事故の痕跡が遠く日本やアメリ

カでも観測された。

- 事故後，セシウム137による放射能汚染レベルが，ドイツ南部，オーストリア，フィンランド，ノルウェーおよびスウェーデンで，平方メートル当たり40キロベクレルを超えたところがある。すなわち通常の20倍増加したわけである。さらに，ヨーロッパのいくつかの地域では，100キロベクレル水準の「スポット」汚染を示すデータもある。したがって，西ヨーロッパ諸国の一定人口に対しては，低レベル放射線の長期的影響による高いリスクが存在してきたし，これからも存在し続ける。

- 被災者に対するチェルノブイリ原発事故の健康影響は曖昧に評価され，いまだ論争的である。数少ない明白な事実は，清掃作業員（事故処理作業者），子ども，そして妊婦が最も被害を受けていることである。

- またおおよその統一見解であるのが，事故後の数日間に，放射性ヨウ素131による広範囲にわたる被ばくの結果として，ベラルーシ，ウクライナ，そしてロシア南西部の子どもと大人の甲状腺がんおよび内分泌疾患の水準が劇的に増加したことである。しかし，いまだ何百万の人が放射線にさらされ続けているわけで，他のさまざまな側面も考慮に入れた人体への健康影響の全体像は不明であり，したがってより綿密な研究を要する。

- 1992〜2000年の間に，避難者の子どもの腫瘍の罹患率が65倍増加した。その内，甲状腺の悪性腫瘍は1987年と比較して60倍に増加している。WHOおよび権威ある多数の研究によれば，ベラルーシの汚染地域とその周辺に住む子どもの甲状腺がんの割合が，1993年までに80倍，1996年までに100倍増加した。ウクライナ全体では，同期間における子どもの

甲状腺がんの増加率は10倍である。

- IAEAおよび国際的な放射線医学研究にたずさわる科学者たちの多くが，チェルノブイリ原発事故の最初の10年間で甲状腺がんが急増したことに不意を突かれたことは特筆に値する。コンピュータ計算による分析，および広島と長崎の原子爆弾被ばく者についての研究を根拠に，研究者らははるかに小規模な甲状腺がんの増加を予測していた。また，それは被ばくしてから15〜20年後に発症すると考えられていた。彼らは自らの予測を主張し続け，1990年代の終わりごろまで，甲状腺がんのあらゆる増加を否定していた。チェルノブイリ原発事故の結果としてがんで死亡した人はわずか4,000人と予測したIAEAの最近の報告のような予測も，誤った仮説，組織的なバイアス，そして限られた情報によってもたらされている。それらの数値は，高リスクあるいは低リスクにある母集団についての，注意深い，良心的な，長期間にわたる調査によって再検証される必要がある。

- 内分泌系は，放射性元素の影響を特に受けやすい。最も被害の大きかったグループの子どもたちの内分泌系疾患の有病率は，ウクライナ全体の子どもたちの3倍に値する。したがって，汚染地域に住む子どもや避難者の子どものような高リスクグループには，今よりも注意深い調査が必要である。注意すべきことに，事故後に事故処理作業者や避難者から生まれた第4グループの子どもたちでさえ，ウクライナ全体の同年代，同経済状態の子どもたちに比して，内分泌系疾患に冒される可能性が2.7倍となっている。

- チェルノブイリ原発事故後，国際的な研究者は長年にわたって，被災者に白血病やリンパ腫の増加はみられないと主張していた。そのようななか，アメリカの海軍兵学校の資金提供

とベイラー医科大学の専門家による監修のもと，詳細な実証研究が実施された。ジトームィル州の被ばくゾーンの子どもたちと，チェルノブイリ原発事故に先立ってウクライナでがんと白血病の発生割合が最も高かったポルタヴァ州の子どもたちを対象とした，白血病の発生割合についての比較研究である。1987年からピークに達する1996年までの間，白血病の発生割合はほとんど並行的に増加した。しかし，新規診断数はジトームィル州のほうがポルタヴァ州より2倍多かった。さらに，男子の急性リンパ芽球性白血病（ALL）の新規診断数は4倍で，それら患者の血液サンプルは，被ばくの遺伝子マーカーを明確に示していた。

- 事故処理作業者，避難者，または汚染地域に住み続けている親から生まれた子どもの間で，血液および造血器官の疾病割合が増加している。罹患率水準はウクライナの他地域の子どもに比して2.0〜3.1倍高い。

- チェルノブイリ原発事故の後，最も重要視されている論点の一つが，低レベル放射線が妊婦とその胎児の発達に与える影響であり，特に先天性異常の頻度と原因である。

- ウクライナ国立医学アカデミー小児科・産婦人科研究所は，低レベルの電離放射線であっても，被災地域に住んでいる妊婦の胎盤に放射性元素の集積があることを発見した。ウクライナとベラルーシで並行的に実施された研究では（Petrova et al.; Hulchiy et al.），汚染された村に住んでいる女性が，比較的汚染されていない地域に住む女性に比して，著しく高い割合で流産，妊娠合併症，再生不良性貧血および早産を経験していることが明らかになった。

- ほんのわずかな低線量被ばくであっても，染色体損傷および先天性異常の発生と関連性があることが数十年前から知ら

れている。1996年と2002年には，ベラルーシとウクライナの科学者が，被災者に染色体損傷の著しい増加がみられたことを確認した。現在，イスラエルやウクライナで暮らすチェルノブイリ原発事故処理作業者の子どもたちは，事故に先立って生まれた兄弟と比較して7倍も多くの染色体損傷を示している。あらゆる側面において類似しているサンプルと対照群の，このように劇的な違いを説明することのできる交絡因子をみつけることに，科学者らは苦慮することになった (Weinberg et al., Royal Society of Medicine)。

■ ウクライナとベラルーシの至る所で，チェルノブイリ原発事故の後，先天性異常および深刻な奇形が顕著に増加していることが，医療従事者によって報告されている。それらは口蓋裂，多指，欠指，手足の奇形や欠損，内臓の欠損や奇形，眼内腫瘍，二分脊椎，多発性出生時欠損などで，しばしば手術不能である。これらの報告の多くは事例証拠に過ぎないが，充分に広範な現象であり，信頼できる医療機関からもたらされていることにより，しかるべき研究資金を配分し厳密な調査を実施するに値する。

　産科医や新生児科医からの報告によると，事故前にもそのような先天性異常は観察されていたが，それらは5年に1例ほどのまれなケースであった。ところがチェルノブイリ原発事故以降，そのような遺伝的障害をもつ新生児が1年に数例，しかも特定グループにまとまって現れており，母親が環境悪化にさらされていることとの関連が強く疑われる。産業がほとんどなく，農民は貧しさから殺虫剤を使わずに有機農法技術に依存しているような北ウクライナの農村地域においては，それらの遺伝子異常が放射線影響以外の何かに起因するとは考えにくい。

ウクライナとベラルーシにおいて先天性異常の信頼できる登録はなされていないが，大規模な新生児研究（Satow et al. 1994；UAPBD 2004）が，先天性異常の高い発生率を明らかにしている。通常は非常にまれで，はるかに多くの人口に対してもより少数の事例が予測されるはずの先天性異常が，高確率で発生しているという。

- チェルノブイリ被災者から生まれた子どもの管状骨および歯胚などに，アルファ粒子や放射性核種が集積されている「ホットスポット」があることが研究者によって発見された。また，高い放射能レベル地域に住む母親の死産児の骨組織に，アルファ線放射性核種の含有量が近年増大している。
- セシウム137とストロンチウム90はそれぞれカリウムとカルシウムによく似ており，骨組織に容易に吸収される。そのため研究者は，チェルノブイリ原発事故後の子どもたちが高い確率で先天性脊椎奇形（関節軟骨症）などの発育不良を経験していることに注目する必要がある。そのような発育不良は，ベラルーシとウクライナの孤児，特に事故後の数年に生まれた子どもに広く記録されている（『TIME』誌1994年4月18日；オスカー賞を獲得したドキュメンタリー映画「チェルノブイリ・ハート」）。1950年代の核実験後のマーシャル諸島と同様にチェルノブイリ地方でも，事実上骨格がまったくない死産児の「ジェリーフィッシュベイビー（クラゲのような赤ちゃん）」事例が医師によって記録されている。
- 幼児期の放射線被ばくは，ウクライナとベラルーシの少女のリプロダクティブヘルスに甚大な悪影響をもたらしてきた。ウクライナ国立医学アカデミー小児科・産婦人科研究所は，14年間にわたる産科患者の調査において，汚染地域における正常妊娠の割合がわずか25.8％であることを発見した。被ば

く者のほぼ75％が妊娠合併症を経験していたのである。一方，汚染されていない村の女性は2.5倍の確率で健全な妊娠期間を過ごしていた。また，被ばくした妊婦の33％が原発性あるいは続発性の乳汁分泌過少症（授乳期中の母乳量の減少）を発症している。

- 幼年期に甲状腺がんの手術を受けた妊婦の健康についても慎重な追加調査が必要である。甲状腺ホルモン補充剤の持続的体内摂取と，それががん生存者の赤ちゃんに与える健康影響についての慎重な研究はいまだなされていない。
- 小児科医は，被ばく地域の出生児の骨および筋組織に関する疾病割合の著しい増加を指摘している。彼らの骨折の発生率は，比較的汚染されていない地域の子どもに比して5倍高い。さらに，筋肉および運動機能の障害は，ウクライナ全体の子どもと比べて3.3倍の割合で生じている。
- 幼年期に被ばくした女性はしばしば，骨組織の疾病，歯の早期喪失や変質，そしてホルモンの働きやミネラルの入れ替わりの極端な変異を示す。これは多くの場合，妊娠の経過や胎児の成長の阻害要因である。これらの女性が形態異常をもつ子どもを出産する頻度は，比較的汚染されていない地域の居住者よりも高い。
- 放射能汚染地域に住んでいる子どもは，特定のミネラルの欠乏を示している。これは子どもの体内での多くの代謝過程に悪影響を及ぼしうるし，そのことが身体疾患のもとともなりうる。
- 小児の発達についてのいくつかの臨床研究では，被ばく地域の母親から生まれた子どもは比較的汚染の少ない地域の子どもたちに比して一般に，運動機能発達の遅れ，注意欠陥，記憶力の低さと反射行動の鈍さ，そして神経活動の異常を示し

ている。また，形態機能上の成熟が遅れる傾向がある。
- チェルノブイリ原発事故処理作業者とその子どもたちの体細胞中で，その他の子どもに比して，染色体突然変異の強い誘発が起きていることが，いくつかの研究データによって示されている。放射線によって誘発されたそれらの突然変異は，発がんリスク，つまり腫瘍とがんの発生リスクを高める可能性がある。
- 激しい子宮内被ばくを経験した子どもは，特に9歳から10歳の間に免疫不全を呈している。
- 放射線レベルが高い地域に住んでいる子どもたちには，染色体異常の進行を意味する染色体異常誘発因子があることがわかった。
- 低線量の電離放射線はDNA配列の損傷（切断や再配列）を引き起こす。DNA構造のそのような変異は，さらに細胞核の中でも発生し，細胞破壊に結びつく。
- 世代を経るにつれ，体細胞突然変異と胎児死亡率が漸増し，また変異の頻度が加速することを科学者は実験動物の試験研究において発見した。この実験結果は，人間についても，チェルノブイリ原発事故のさらなる影響が後の世代にもたらされるであろうことを示唆している。この段階で私たちは，「チェルノブイリの孫」にあたる新しい世代の出現を目撃している。彼らは，人間の健康および生命に対する未知の脅威，すなわち染色体突然変異，免疫異常および他の望まれない被ばくの「贈り物」を受け継いでいる。
- 放射能汚染地域に住む子どもの身体的障害の構成は，比較的汚染されていない地域のそれとは異なる。汚染地域の子どもについてはリンパ球系と骨髄系のがん，そして中枢神経系および呼吸器系疾患の発生が上位にある。それに対して，非汚

染地域の子どもについては，精神および行動の障害，そして神経系の疾患が上位にある。
- ウクライナ，ベラルーシ，そしてロシアにおけるチェルノブイリ原発事故による死亡率を計算しようとしても，今なお作用している要因があまりにも多くあるために，死亡率の増加と放射線被ばくの関係を決定的に確定することはまだできない。

　しかしながら，清掃作業者の死亡パターンを検証する必要がある。事故の時，彼らの大部分はまだ若く，ほとんどの兵士および消防士が20代で身体コンディションのピークだった。多くの人が40代で死ぬかもしれないとは考えられていなかった。

　ところが，事故以後の20年で，事故処理作業者の死亡率は，ウクライナ全体の労働人口の死亡率の2.7倍を超えている。これは広く報告されてはいないが，さまざまな年齢集団に区切ってみても，それぞれに対応する年齢集団に対して，一貫して事故処理作業者の死亡率が上回っている。

　さらに，ソ連時代末期において，内科医が放射線被ばくを死因あるいは寄与因子として言及することが禁じられていたことにも注目する必要がある。また，全身および内部の被ばく線量について偽証するようにも命令されていた。現在，事故処理作業者の死亡率は2010年までに21.7％に達すると予測されている。

- 国連人口部は，ベラルーシとウクライナの明らかな人口減少に深い懸念を示している。チェルノブイリ原発事故による放射性降下物を最も強く受けた両国が，ヨーロッパにおいて1990年代に人口の著しい純減を経験しているただ二つの国なのである（ウクライナの人口は1991年から2001年の間に5,200

万人から4,830万人にまで減少した)。自由市場の「ショック療法」にともなう経済移行と社会的ストレスが一つの寄与因子であることは考えられる。しかしそれならば,同じ困難に耐えた他の東欧諸国でも同様の減少が予測されるはずである。戦争,飢きん,疫病や海外移住がない状況での人口激減は,控えめに言っても気がかりであり,チェルノブイリ原発事故による放射線に何百もの人々がさらされたという事実を,重要要因から除外することはできない。

- ウクライナにおいて,チェルノブイリ原発事故被災者のすべての疾病の有病率は,ウクライナ全人口のそれを大きく上回っている。汚染地域の居住者の疾病レベルは,比較的汚染されていない地域のそれより2.6倍高い。新規疾病診断の半年間の増加率は,比較的汚染されていない地域では0.39%であるのに対して,汚染地域では10%である。

- 放射能汚染地域において罹患率が増加し,新しい疾病が出現していることは複合的な要因による。なぜならば,人体は放射線負荷の劇的な変化に短期間に適応することができないからである。汚染地域に住む子ども,若者の健康に関して特筆すべき点は,さまざまな臓器の機能障害が一定の慢性疾患へと移行する早さである。疾病の典型的な移行期間と異なるため,有効な治療計画を立てることが困難である。

- 事故後の子どもの疾病の増加は,さまざまな段階ごとにそれぞれ独自の特徴をもつ一定の免疫障害と関係していた。低線量被ばくにさらされて,突然変異のありえないような速さと病気を引き起こす複数の誘因がある状況において,免疫系の弱まりは特に危険なことである。

- 新しい腫瘍の異常に高い発生率が,良性と悪性ともに,臨床医によって観察されている。子どもが一定程度以上の高い線

量を吸収することによって，発がん，つまり新しいがんの形成が引き起こされているのである。避難した子どもの新しいがんは1992年から2000年にかけて65倍に，甲状腺の悪性腫瘍は1987年から2000年にかけて60倍に増加している。

- 内分泌系が放射線被ばくに対して危機的に敏感であることは明白なこととなっている。チェルノブイリ地方の子どもたちの内分泌系疾患の発生率は，ウクライナ全体のそれと比して3倍高い。最もリスクの高いグループは，汚染地域に住む子どもと避難した子どものグループである。これらのグループの内分泌系ダメージの指標は，ウクライナ全体のそれを著しく上回っている。事故処理作業者，避難者および汚染地域に住んでいる親から生まれた子どもは，ウクライナの標準値に比して，内分泌腺の病気にかかる傾向が2.7倍であることに留意されたい。つまり，生命機能を管理する主要な調整システムの一つに遺伝的な損傷が現れているということである。
- 事故処理作業者，避難者および汚染地域に住む親から生まれた子どもたちは，造血器がダメージを受ける割合が増加している。この出現頻度はウクライナの標準より2〜3倍高い。
- 低線量被ばくを受け続けることは，人間の健康に真の危険をもたらす。
- チェルノブイリ原発事故の後，最も緊急な課題の一つとして，母から子へ引き継がれる低線量被ばくの影響があった。具体的には，妊婦と胎児を結ぶ生物学的な連続性，子宮内で胎児が発達するプロセス，そして先天性異常の発生頻度に対する影響である。低線量の電離放射線にさらされる地域に住む妊婦の胎盤では，事故後の期間全体を通して相当量の放射性核種の蓄積がみられる。それは妊娠中のさまざまな病的な障害に帰結しうる。西側の保健専門家の監修のもとベラルー

シやウクライナにおいて実施された査読付き研究は，汚染地域の妊婦が，通常の放射線状況の地域に住む対象に比して著しく高い妊娠合併症の発生率を示していると結論づけている。
- ウクライナの子どもの骨組織および乳歯には，アルファ放射性核種および放射能をもつ粒子「ホットパーティクル」の不規則な分布がみられる。また近年では，放射能で汚染された地域で暮らす母親の死産児の骨組織に，アルファ粒子と放射性核種の含有量の増加がみられる。
- 幼年期の少女の放射線被ばくは，リプロダクティブヘルスに悪い影響を及ぼす。このグループの妊娠率は非常に低い。それは25.8％で，被ばくしていない女性（64.5％）の2.5分の1である。
- チェルノブイリ原発事故後の20年間，事故処理作業者の死亡率は，ウクライナ全国の労働年齢人口の死亡率より2.7倍高い。さらに，近年の事故処理作業者の死亡率は，ウクライナ全国の同じ年齢集団と比較して統計的に著しく高い。この割合が継続するならば，2010年に事故処理作業者の死亡率は21.7％に達すると人口統計学者は予測している。
- 被災者の罹患率，身体障害，死亡率のレベル，そして生活の質についての利用可能なデータは，2005年9月にチェルノブイリフォーラムで提出されたチェルノブイリ原発事故の影響についての楽観的な評価とは一致しない。
- チェルノブイリフォーラムにおける健康影響についての説明は客観的なものではなく，チェルノブイリ原発事故の医学的影響を国際社会に向けて発信するための，恣意的で不完全な概要であった。
- チェルノブイリフォーラムの専門家が，チェルノブイリ原発

事故から生じた最も重大な医学的問題として実証なしに報告した精神障害とは，パニックに襲われた集団の症状などではない。それは，被ばくにともなう現実的な健康リスクについての当然の不安であり，放射性降下物を受けたコミュニティに実際に現れた実際の身体疾患に対する反応である。国際的に有名な精神科医，ニューヨーク州立大学（ストーニーブルック校）のシメオン・グルズマン博士とイーヴリン・ブロメット博士が実施したチェルノブイリ地方の家族を対象にした心理学的研究では，一般的に典型的な，あるいは身体疾患に対する平均的な反応としての不安およびうつ病の症状が観察されていた。

- 国際放射線防護委員会やその他の機関が開発したリスクモデルは，放射線被ばくの実際の健康リスクや健康結果を予測する能力を有していない。これらのモデルの欠陥は，国際放射線防護委員会がベラルーシとウクライナの子どもと大人の甲状腺がんの急速な増加を予測できなかったことで露呈されている。いかなる数学モデルも，実際に危険にひんしている住民を対象とした注意深い調査による綿密な臨床研究の有効な代用にはなりえないのである。実際の健康リスクや影響を把握するためには，一つの腺や一つのがんの形態に限定されるものではなく，広範囲の健康問題の可能性を除外しない統合的アプローチを採用していなくてはいけない。

- IAEAおよび国際放射線防護委員会の態度は誤っているというだけでなく危険である。なぜならば，それはチェルノブイリ原発事故被災者が直面している健康リスクを削減するための広範囲な保護対策とスクリーニング検査の価値と有効性を否定することになるからである。さらに，放射線の影響とその予防と治療のための潜在的な技術についての重要な洞察と

理解への一助を提供してくれる各国からの価値ある研究成果を無視しているからである。

　たとえば，核エネルギーに頼っている国が，最近まで，原子炉の一定の範囲内にヨウ化カリウムを備蓄していなかった。なぜならば，IAEAおよび他の機関が地方の厚生当局に対して，被ばくリスクは取るに足らないものだと繰り返し伝えたとともに，そのような手段が地域コミュニティに不必要な心配をもたらすかもしれないと警告したからである。ベラルーシとウクライナでは何千もの子どもが甲状腺がんに冒されているのに対して，ポーランドのように有効な予防措置をとり，放射性ヨウ素の被ばく防止剤としてヨウ化カリウムを配布した国では，子どもの甲状腺がんの症例がほんの一握りであったことがチェルノブイリ原発事故の後，明らかになった。

- 国際社会は，原子力エネルギーの開発にともなって，公衆の安全とモニタリングのための信頼できる透明な制度の存在を再確認する必要がある。チェルノブイリ原発事故に苦しんだヨーロッパ諸国が，そのような制度の欠如を証明したのだから。

Recommendations

提言

- チェルノブイリフォーラムが2005年に出した結論，すなわちチェルノブイリ原発事故による，放射線，環境，医療，そして社会経済に関する影響についての結論は不十分だと言わざるをえない。なぜならばその結論には，本書が扱っているような多くの健康影響，つまり査読済み研究論文などで発表されている調査結果が考慮されていないからである。
- チェルノブイリフォーラム2005の結論には信用性が欠如している。特に，最も大きな影響を受けた三つの国（ウクライナ，ベラルーシ，そしてロシア）の居住者および科学者からの信用を得られていない。よって，国連および他の国際機関は，チェルノブイリ原発事故の被災地域に住む人々の健康と生活の質に対する影響について，現実的かつ十分に根拠のある分析を推進するための独立した専門機関を設立すべきである。
- あらゆるレベルの放射能汚染の実際の影響を科学者らが予測し説明することを可能にするような，包括的なデータを組み込んだ新しい放射線のリスクモデルを開発すべきである。「予防原則」にもとづくような，そして放射線の健康影響に関するすべての科学的データを対象にするような，そういう詳細な独立した評価を実施すべきである。
- 事故の影響を受けた国の政府は当然のこと，さらに国連と

WHO，国際放射線防護委員会，IAEA，慈善財団，そして国際社会が共に，事故被害を克服するために，放射線学上，医学上，社会および環境上の影響についての科学調査とプログラムに対して継続的に資金を提供すべきである。
- 出産適齢期の女性，妊婦および子どもは，特別の健康保護対策を受ける集団としての優先順位を与えられるべきである。
- IAEA，国際放射線防護委員会および各国政府がそれらの行政機構を通して，放射線の健康リスクとそのリスクを最小化する方法に関する十分な情報を被災者と国際社会に提供することを保証するために，国連とWHOに適切な情報事務局を設置することを要求する。この取り組みは，人の命と健康の保護についての信頼できる情報を得るという，基本的人権を踏まえて実施されるべきである。
- 国連，欧州議会およびすべての国家の政府は，代替エネルギー技術の研究開発のために新しい優先順位を確立すべきである。化石燃料や，大量の長寿命放射性廃棄物を生み出す核燃料に依存しない電力を作り出す取り組みを，今以上に熱心に強化する必要がある。
- 放射能汚染に国境はない。環境，食品，地下や地上の水源の汚染を通して，それは何百万もの人々の生命および複数の国家に影響を与える。したがって，すべての関心ある国際団体のために，私たちは，独立した国際的な被ばく管理の協議会を設立することを提案する。

次頁写真／ウクライナの森と暮らし

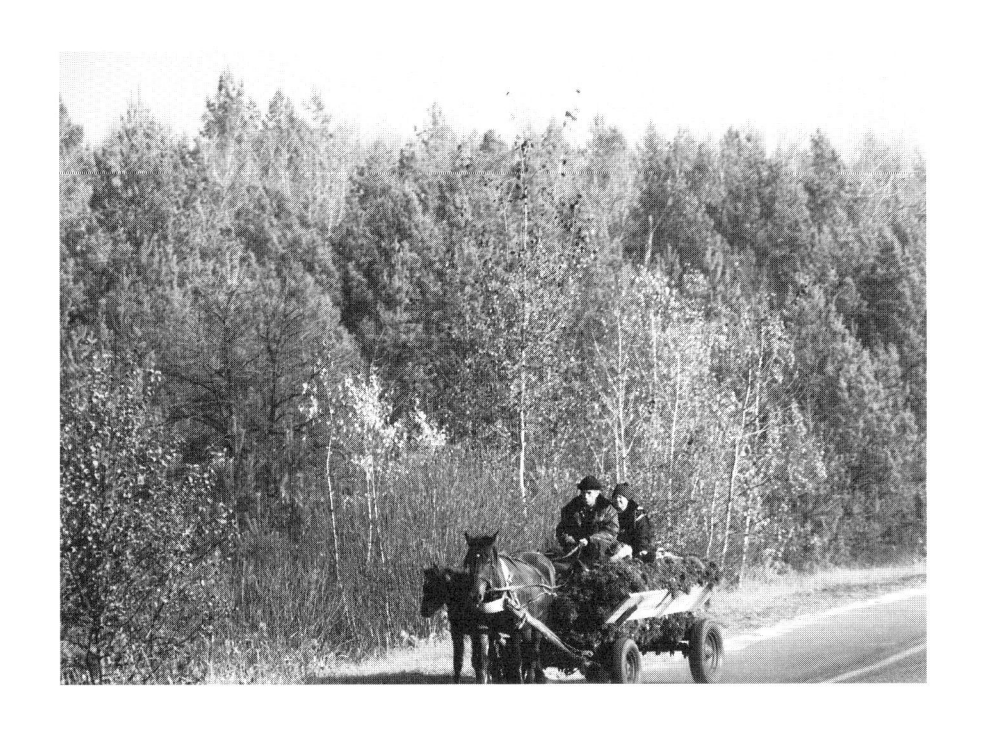

放射能汚染被害の科学的解明のために，どういう取り組み態勢が必要か

舩橋晴俊

解説

チェルノブイリ事故の二重の教訓

　2011年3月11日の東日本大震災，とりわけその一契機としての福島原発震災は，日本社会の在り方の問い直しを要請し，緊急の，また長期的な政治的，経済的，行政的な取り組み，ならびに社会運動による取り組みを必要とするものである。そのことは同時に，無数の学問的課題が提起されていることを意味している。

　福島原発震災に対する的確な対処のために，最も重要かつ基本的な問題群として，放射能汚染の実情がどのようなものか，人々がどの程度放射能汚染にさらされたのか，その結果，健康への影響，健康被害の程度はどのようなものと予測されるのか，被害軽減のためにはどのような有効な手立てがあるのか，などの放射能汚染にかかわる諸問題について正確な知識を集積し，社会的に共有する必要がある。

　これらの問題群を考える時，チェルノブイリ事故は大きな教訓を与えてくれる。福島原発事故に先行し，福島原発事故と同じ「レベル7」の唯一の原子力災害であるからである。チェルノブイリ事故による放射能汚染と健康被害の実態はいかなるものだったのか，どういう対処が必要とされ効果的であったのかという問題についての的確な知識は，福島での放射能汚染に対処するために不可欠である。

　だが，チェルノブイリ事故の後，再び福島原発震災が生じたことは，世界が，とりわけ日本社会で原子力を推進してきた人々や組織が，チェルノブイリ事故の教訓を十分に学ばなかったことを意味している。それゆえ，チェルノブイリの事故の教訓は二重である。「事故とその後の経過から直接に学ぶべき教訓」と「さまざまな教訓を的確に生かせなかった

という教訓」である。本書はこの二重の教訓という点で，多くの教示と考えるべき問題群を提示している。

被害についての医学的知見

　チェルノブイリ事故の後，その被害の実態がいかなるものであるのかが大きな関心を呼んだ。後掲の「チェルノブイリ事故被害略年表」は各種資料から作成したものであるが，事故の原因についての見解が時代によって大きく変化し，また事故の被害の深刻さについての認識が主体によって大きく異なることを示している。

　各国政府の事実認識に大きな影響を与えてきたのは，国際原子力機関（IAEA）や世界保健機構（WHO），国際放射線防護委員会（ICRP）の見解である。日本政府もこれらの国際機関の見解を最も有力な準拠点にしている。

　なかでも大きな影響力を有するIAEAは，これまでに被害についての重要な見解を二回公表している。まず，1991年5月にIAEAの国際チェルノブイリプロジェクトが『報告書』(International Advisory Committee, 1991) を公表し「汚染にともなう健康影響は認められない」「最も問題なのは放射能をこわがる精神的ストレスである」との見解を示した。

　しかし，この見解に対しては，発表当時からウクライナやベラルーシの専門家から異論が出されており，1990年代前半には被害地帯における甲状腺がんの異常な多発という事実によって，その認識の誤りが明らかになり，IAEA自身も1996年には小児甲状腺がんと事故との因果関係を認めざるを得なくなった。しかし，その他の疾病との因果関係は認めようとしなかった。

　そして，2005年5月にはIAEAなどが組織化した「チェルノブイリフォーラム」が，『チェルノブイリの遺産—健康，環境，社会経済への影響』(Chernobyl Forum, 2005) を発表し，事故による死者の合計を，将来がんで亡くなる人も含めて約4,000人と推定している。

　このようなIAEAの見解に対しては，被害の規模と深刻さ，複雑さを矮小化しているという批判が繰り返しなされてきた。略年表に示したように，1992年のウクライナ事故対策相の見解（ウクライナ内の死者は6,000-8,000人），1994年のウクライナ国家統計委員会の見解（ウクライナ

での事故処理作業者のうち約4,000人が死亡），1994年のロシア国防省機関紙の報道（ロシア内の事故処理作業者のうち5,000人以上が死亡），1995年のウクライナ保健省の見解（ウクライナだけで約12万5,000人が死亡），2000年のロシア保健省の見解（ロシア内だけで3万人以上の事故処理作業者が死亡），さらに，2000年のロシア副首相の見解（旧ソ連全体で5万5,000人以上の作業員が死亡）は，いずれももっとずっと多い死者数を提示している。

　被害の内容という点でも，甲状腺がんに加えて，それ以外のさまざまな病理学的変化が引き起こされているという研究が次々に発表されるようになった。たとえば，ユーリ・バンダジェフスキーは，セシウムが人体に与える影響を個々の臓器のレベルの病変に即して解明しようとした（バンダジェフスキー , 2011）。

　また，日本，ロシア，ウクライナ，ベラルーシの研究者の長年の共同研究からは，チェルノブイリ事故による汚染で，心臓疾患，肺がん，白血病，内分泌系疾患，造血器官の疾患，免疫系疾患，先天性障害などが増加していることが報告されている（今中哲二編, 1998: 137, 172-177, 200-202, 210, 230-233, 358）。

　このような被害の認識についての見解の対抗関係の中で，本書が取り組んでいるのは，まさに事故が引き起こした健康被害が如何なるものであったのかを解明するという被害論の最も基本的な課題である。そして同時に，被害の的確な把握のためには，どのような方法が採用されるべきかという問題についても明確な立場に立っている。本書を生み出した研究方法は，「実際のチェルノブイリ被災者についての広範なそして具体的な調査にもとづくもの」（はしがき）と特徴づけられる。本書は，実証的な方法に立脚する多数の先行研究を検討しその知見を集積することによって，一つの確かな結論として「チェルノブイリ災害の医学的影響は，これまでに開発された放射線影響の予測に関する数学的モデルとは合致しない」と明言している。そのような知見に立脚しつつ本書は，特に第5章と「検証結果」で，被害の大きさと深刻さを小さく見せようとしているIAEAの見解を厳しく批判している。IAEAは原子力利用の推進を基本的な目標としている組織であるから，その利害関心からすれば，チェルノブイリ事故をはじめ放射能被害が小さく見えたほうが都合がよ

い。そのような利害関心が，被害の把握のしかたにバイアスを生んでいないかということを吟味する必要がある。ここで必要になるのは，科学社会学の視点である。

チェルノブイリ事故をめぐる「一つの声」の欠落

　科学社会学の視点を採用すれば，個々の科学研究がどのような社会的，制度的な構造の中に位置しているのかということと，そのことが当該の研究の方法や内容をどのように規定しているのかということに照明を当てることができる。

　この視点から見れば，本書は，放射線のもたらす長期的な健康被害についての知見を集積している点で示唆深いものであるが，同時に，本書の存在はチェルノブイリ事故についての第二のタイプの教訓，すなわち「事故の教訓が的確に理解されず，その後の政策に効果的に生かされなかったのはなぜか」という点での教訓も提供するものなのである。この点での教訓を整理するために，チェルノブイリ事故の健康被害をめぐる論争は，①科学界による「一つの声」(unique voice) の欠落（あるいは形成不能），②科学的検討課題と政策的検討課題の分離の不十分さ，③科学的検討の場の「分立・従属モデル」という特徴を有することを指摘したい。

　科学界における「一つの声」とは，広範な科学者が特定の問題について一致した見解を提示しそれに合意している状況を意味する。そのような見解は，真実性という点で妥当性を有する可能性が高く，また社会的信頼を獲得しうるとともに，社会的決定の前提的基盤となりうるものである。ところが放射能被害の認識については，上述のように，IAEAの公式見解に対する学問的異論がさまざまに提出されているという事実から見て取れるように，①科学界による「一つの声」が欠落している（あるいは形成不能である）。

　このような事態が生み出されている根拠を科学社会学の視点で解明する時に大切なのが，②③の視点である。その含意を明らかにするために，科学的検討の場の「分立・従属モデル」と「統合・自律モデル」という二つのタイプを対比しつつ検討してみよう。

科学的検討の場の「分立・従属モデル」

二つのモデルの相違は,「総合的政策案形成の場」と「科学的検討の場」が重なっているか,分離しているかということと関係している。

ここで科学的検討が扱うことのできる問題(あるいは「科学によって回答可能な問題」)とは事実認識・事実判断の問題であること,他方,総合的政策案形成のためには価値判断・利害調整にかかわる問題を扱う必要があり,それは原理的に「科学によって回答不能な問題」であることを確認しておきたい。マックス・ヴェーバーが指摘しているように(ヴェーバー, 1998),価値判断問題と事実認識問題とは異なる次元に属しているのであり,両者を混同するべきではない。

一般に社会の中の「制御中枢圏」を構成する組織としては,国会,裁判所,中央政府の三つがある。中央政府は,審議会や専門家会議などの形をとる「政策案形成の場」に各分野の専門家を動員して,その知見を政策形成に利用しようとする。このような中央政府を補佐するような「政策案形成の場」の中に「科学的検討の場」が組み込まれていると,「分立・従属モデル」が出現する。

ここで「科学的検討の場の分立・従属モデル」の特徴は次の諸点にある(舩橋, 2013)。第一に「科学的検討の場」が二つに分立しており,それぞれに異なる科学者集団が属している。一方で,制御中枢圏の中の「政策案形成の場」の中に含み込まれているような「科学的検討の場」があり,他方で,制御中枢圏から離れたところで,したがって中央政府の政策案形成の場とは離れたところで,いわば在野の「科学的検討の場」が存在している。

第二に,「政策案形成の場」に組み込まれている「科学的検討の場」は,行政の有する利害関心によって,研究活動の前提となる「枠組条件」の設定のされ方が影響を受けている。ここで研究活動の枠組条件とは,どのような問題を設定し,どのような情報を入手し,結果としての知見がどのように使用されるのか,ということに関する諸条件である。そこには政府の政策上の関心が枠組条件を通して「場の構造化作用」として働いており,その帰結として,政府の政策に協調的な含意を有する科学的知見が産出され,政府の政策に都合の悪い含意を有する科学的知見は,回避される傾向がある。ここで活動する科学者たちを「行政協調的な集

団」あるいは「支配的集団」と呼びうる。

　第三に，他方で制御中枢圏の外側に存在する科学者集団は，中央政府の設定する枠組条件からは自由であり，独立性・自律性を有している。そして，制御中枢圏の中の科学者グループの産出する知見に対して距離をとり批判することができる。このグループを「批判的集団」と呼びうるが，彼らの産出する知見は行政の利害関心にとっては都合の悪い含意をしばしば有する。だが，彼らは制御中枢圏に対して知見の表出を行う有効な回路をもっていない。

　第四に，これら二つの科学者集団，すなわち支配的集団と批判的集団が一堂に会して科学的討論をていねいに行うことはきわめて稀である。二つの見解は分立したままであり，しかも両者の有する複数の学説が，内在的な照合の積み重ねにより一つの見解に収斂していくことはほとんど実現しない。

　このような「分立・従属モデル」があてはまる問題事例は，「放射能被害の把握・評価」に限らず他にもさまざまに見出される。日本における水俣病の原因究明問題や未認定患者問題とか，原発建設地点における活断層の存在の認否問題にも，同様の構造が再三，登場してきたのであり，そのことが被害や危険を直視しようとしない恣意的な政策決定を支える一つのメカニズムとして作用したのである。

　国連諸機関は国際社会制御システムの制御中枢圏を構成しているが，これまでのIAEAによる事故被害の調査と報告は，この「分立・従属モデル」の構造のもとでの「支配的集団」という性格を有する科学者グループによって作り出されている。それに対して本書は，批判的集団に属する専門家の手になる研究成果であり，国際機関や政府組織とは距離を保ち，独立性を備えた研究主体によって自律的になされた研究である。

科学的検討の場の「統合・自律モデル」

　科学的研究が政策立案に的確に貢献するようになるためには，「統合・自律モデル」のかたちで「科学的検討の場」が形成されることが大切である。「統合・自律モデル」の第一の特徴は，制御中枢圏内部の「政策案形成の場」から離れたところに，独立性のある一つの「科学的検討の場」が形成されることである。

その第二の特徴は，科学的検討に際しては行政組織が設定する枠組条件を前提にしておらず，それから自由に自律的に研究活動を展開していることである。
　したがって第三に，産出される知見の含意が行政組織にとって都合がよいか悪いかということに左右されずに研究活動が行われる。
　第四に，さまざまな学説を有する研究者が一堂に会して，「科学によって回答可能な問題」に限定して，「一つの声」の産出に向かって努力している。ここで「科学によって回答可能な問題」は，上述のように事実認識にかかわる問題のことである。
　第五に，この「科学的検討の場」は，公共圏の注視のもとに置かれていること，公衆との意見交換に開かれていることが必要である。
　チェルノブイリ事故と福島原発災害の放射能被害の問題については，本来はこのような「統合・自律モデル」による取り組みが必要なのである。本書のような「批判的科学者」の手になる説得力のある調査研究の成果は，現状が「分立・従属モデル」の状態であることを明らかにし，何が真実であるのかをもう一度，問い直すことの必要性を提起している。そしてそれは，「統合・自律モデル」による科学的検討の必要性と，その方向に向けての社会変革の課題を提起するものでもある。

　福島原発震災の後の日本社会において，本書からくみ取るべき教訓は，第一に，長期的な健康被害について継続的に注目しつつ，それに立脚した健康管理方策を確立するべきことである。第二に，「被害の把握」という科学が回答するべき事実認識の問題に対して，的確な取り組みをするために，「分立・従属モデル」を乗り越えて，「統合・自律モデル」を実現すること，そして異なる学説を有する研究者が一堂に会して，科学的知見の検討をていねいに深めていくことが必要である。

文献

今中哲二編，1998，『チェルノブイリ事故による放射能災害―国際共同研究報告書』技術と人間

ヴェーバー，マックス（富永祐治・立野保男訳，折原浩補訳），1998，『社会科学

と社会政策にかかわる認識の「客観性」』岩波書店

バンダジェフスキー，ユーリ・I（久保田護訳），2011，『放射性セシウムが人体に与える医学的生物学的影響―チェルノブイリ原発事故被曝の病理データ』合同出版

舩橋晴俊，2013，「高レベル放射性廃棄物という難問への応答―科学の自律性と公平性の確保」『世界』no.839（2013年2月号）: 33-41

Chernobyl Forum, 2005, Chernobyl's Legacy: Health, Environmental and Socio-economic Impacts and Recommendations to the Governments of Belarus, the Russian Federation and Ukraine, IAEA.

International Advisory Committee, 1991, The International Chernobyl Project: An Overview, IAEA.

チェルノブイリ事故被害略年表

作成：舩橋晴俊（2013.2.14）

1959.5.28	国際原子力機関（IAEA）は世界保健機構（WHO）との間に、放射能が人間の健康に及ぼす影響の問題の取り扱いについて協定（WHA12-40号）を結ぶ。（③: 20）
1986.4.26	チェルノブイリ原発4号炉で、レベル7の出力暴走事故発生。原子炉に2回爆発が起こり、続いて火災発生。1, 2, 3号炉は運転停止。（⑩: 16, 19, 22, ⑧: 2, 4-8）
1986.8.25-29	ウィーンでチェルノブイリ原発事故をめぐるIAEA専門家会議開催。ソ連政府、事故報告書を提出。事故の原因は「運転員の規則違反」とされ、原子炉の構造欠陥は不問にされた。（②: 77, ⑤: 95）
1987.5.28	日本の「ソ連原子力発電所事故調査特別委員会」（都甲泰正委員長）が原子力安全委員会に最終報告書を提出。チェルノブイリ型の事故が日本で起こるとは考えられないとして「現行の安全対策を早急に改める必要はない」と結論づけた。（⑨: 214）
1990春	ソ連政府の要請を受けたIAEAは、事故による放射線影響と汚染対策の妥当性を調査するため、国際チェルノブイリプロジェクトに着手。（⑥: 41）
1991	ソ連原子力産業安全監視委員会の特別調査委員会は「チェルノブイリ4号炉事故の原因と状況について」という報告書を出す。「事故の原因は、運転員の規則違反ではなく、設計の欠陥と責任当局の怠慢にあり、チェルノブイリのような事故はいずれ避けられないものであった」。1986年8月のソ連政府報告書とは異なる内容。（⑥: 21）
1991	事故調査の担当幹部チェルノセンコが「除染作業などで7,000-10,000人が死亡」と表明。（⑤: 96）

1991.5	IAEAによる国際チェルノブイリプロジェクト報告会開催。ソ連政府がIAEAに「調査と勧告」を求めたことを契機として、重松逸造委員長のもとで「国際チェルノブイリプロジェクト」が1年間の調査を行い、「汚染にともなう健康影響は認められない」「最も問題なのは放射能をこわがる精神的ストレスである」と報告。ベラルーシやウクライナの専門家からは異論。(②:77, 176)
1991	ユーリ・バンダジェフスキーがベラルーシのゴメリ州医療機関の責任者として汚染地域の調査を実施。その後、政府の報告とは異なる研究成果を公表。同氏は1999-2005年にかけて拘置所に収監。(③:191)
1992.3.9	ゴメリ地域で子どもの甲状腺がんがチェルノブイリ事故前の17倍に達していることをベラルーシ保健省が明らかにした、とイタル・タス通信が報道。(①169:2)
1992.3.26	ウクライナ最高会議のチェルノブイリ委員会が、健康への深刻な影響をまとめた調査結果を発表。子どもの甲状腺がん多発、除染作業者の染色体異常など。(①169:2)
1992.4.22	チェルノブイリ事故から6年になる26日を前に、ウクライナの事故対策相が記者会見をして、同国内の死者は6,000-8,000人と表明。事故対策に携わった人の死亡率は同世代の人に比べ3-5倍高い、とも。(①170:2)
1992	ロシア科学アカデミー社会学研究所のB. ルパンディンは、ベラルーシ・ゴメリ州のホイキニ地区での被害調査を発表(「隠れた犠牲者たち」『技術と人間』1993年4月号)。(⑥:39)
1993.4.26	チェルノブイリ事故から7年。ベラルーシの子どもの甲状腺がんが事故以前の24倍になっている、とのWHOの調査結果が23日明らかに。(①182:2)
1994.1	NHK特集「チェルノブイリ・隠された事故報告」放映。この番組によると、IAEAや米国代表団は、1986年ソ連政府の事故報告書作成に際して、本当の原因を追及せず、原子炉の欠陥を公にしないということでソ連代表団と取引をしていた。(⑥:21)
1994.4.26	チェルノブイリ事故から8年。ウクライナ国家統計委員会によると、同国では汚染除去に従事した約12万人のうち3割以上が病気で苦しみ、約4,000人が死亡したという。また、ロシア国防省機関紙は、汚染除去に関わった30万人のロシア人のうち3万人が障害をもち、5,000人以上が死亡したと報じた。(①194:2)
1994.10.3-5	ベラルーシで、同国科学アカデミーなどと原子力資料情報室など日本側実行委が共催する国際シンポジウム「核災害の急性・晩発

	性影響―広島・長崎―チェルノブイリ」が開かれる。(⑤: 96, ① 200: 2)
1995.4.26	ウクライナの保健省では，チェルノブイリ原発事故により同国内だけで約12万5,000人が死亡し，なお種々の病気の罹病率が高いと表明。(① 206: 2)
1995.11.20-23	ジュネーブでWHO主催の「チェルノブイリその他の放射線事故の健康影響に関する国際会議」。小児を中心とした甲状腺がんの増加と事故処理作業者の白血病発生を確認。(⑤: 96, ① 213: 2)
1996.3.18-22	ミンスクでEU委員会とベラルーシ，ウクライナ，ロシアとのチェルノブイリ事故の放射線影響に関する共同研究の第1回会議。甲状腺がんの増加を認める。(⑦: 389, ⑤: 96)
1996.4.9-12	IAEA，WHO，欧州連合（EU）の共催で，国際会議「チェルノブイリから10年」。小児甲状腺がんの急増との因果関係は認めたものの，事故の影響の全貌はいまだ確認できずとして調査継続へ。(① 218: 2, ②: 77)
2000.4.20	ロシア保健省当局者が，同国内だけで3万人以上の事故処理作業者が死亡しており，その38％が精神的障害に悩まされての自殺だったと表明。同国内にはさらに17万4,000人の旧作業員がおり，うち5万人に障害とも。(① 266: 2)
2000.4.26	ロシア副首相兼非常事態相が，旧ソ連全体で86万人の旧作業員の内5万5,000人以上がこれまでに死亡と表明。(① 266: 2, 日経000427)
2005.9.6-7	IAEA，WHO，ウクライナ，ベラルーシ，ロシア各政府の専門家によって組織されているチェルノブイリフォーラムは，ウィーンで国際会議を開催。報告書『チェルノブイリの遺産―健康，環境，社会，経済への影響』を発表。死者の合計を将来がんで亡くなる人を含めて約4,000人と推定。ただし，考慮対象が1987年までの作業者などに狭く限定されている。(④:13-14, ②: 77, ③: 23)
2006	WHOは，対象を被災3カ国の740万人に広げた評価として9,000人の死者を見積もる。(④: 14)

出 典

①『反原発新聞』各号
②今中哲二編，2007,『チェルノブイリ原発事故の実相解明への多角的アプローチ―20年を機会とする事故被害のまとめ』
③ピエルパオロ・ミッティカ(児島修訳)，2011,『原発事故20年―チェルノブイリの現在』柏書房
④原子力資料情報室編，2011,『チェルノブイリ原発事故 25年目のメッセージ』
⑤「チェルノブイリ事故関連年表」原子力資料情報室編，1996,『チェルノブイリ10年―大惨事がもたらしたもの』95-96頁
⑥今中哲二他，1996,『チェルノブイリ10年 大惨事がもたらしたもの』原子力資料情報室
⑦原子力年鑑編集委員会編，2011,『原子力年鑑』日刊工業新聞社(本書の内，「原子力年表」313-437頁および「PartⅣ 各国・地域の原子力動向」98-286頁よりデータ抽出)
⑧藤井晴雄・西条泰博，2012,『原子力大国ロシア 秘密都市・チェルノブイリ・原発ビジネス』ユーラシアブックレットNo.173，東洋書店
⑨読売新聞外報部・桜井孝二編，1987,「チェルノブイリ原発事故経過」アンドレイ・イレッシュ(鈴木康雄訳)『現地ルポ チェルノブイリ―融けた原発の悲劇』読売新聞社，212-214頁
⑩松岡信夫，1988,「チェルノブイリ原発事故関係日誌 1986.4.25～1988.4.30」松岡信夫『ドキュメント チェルノブイリ』緑風出版，295-343頁

訳者あとがき

本書は，Olha Vasilivna Horishna, 2006, Chornobyl's Long Shadow: Health Consequences of the Chornobyl Nuclear Disaster（Чорнобиль залишається з нами. Чорнобильська катастрофа та стан здоров'я населення），CCRDFの全訳である。同書は，ウクライナ語と英語の二カ国語で出版されているもので，本書の和訳は基本的に英語版から，そして補足的にウクライナ語版を参照するかたちで実施した。

同書はアメリカの非営利団体である「チェルノブイリの子ども救援開発基金（Children of Chornobyl Relief and Development Fund：CCRDF）」によって出版されたものである。CCRDFは，ウクライナの政治家であるヴォロヂミル・ヤヴォリウスキ氏の差し迫った訴えに応じて，アメリカの医師であるマツキヴィシキ夫妻が創設したもので，1989年より活動を始め，1990年に法人化された。主な活動内容は医療器材や薬剤の支援，医療関係の会議やセミナーの開催，医療テキストの翻訳・出版・配布，医療関係の資金援助，プログラム，CSRプロジェクトの実施である。最初の医療物資支援から22年後にあたる2012年2月14日に活動を終えるまで，総額6,435万ドル（約60億円）相当の救援活動を実施している（CCRDF公式ホームページ；ボロディーミル・ティーヒー，1998，「ウクライナにおける被災者の12年」，今中哲二編『チェルノブイリ事故による放射能災害―国際共同研究報告書』技術と人間）。

その救援活動の一環として，CCRDFは1997年から2010年までほぼ毎年1冊ずつ，ウクライナの医療従事者向けにウクライナ語で医療関係の参考資料を出版していた。その中で，2006年度はチェルノブイリ事故後の20年目に当たることから，ウクライナの医療従事者はもとより，

より広く海外の一般の人々に向けて，このホリッシナ博士による「パイオニア的」な著作をウクライナ語と英語で出版した（CCRDF公式ホームページ）。

なにが「パイオニア的」なのか。それは原子力エネルギーの開発をめぐる国際的な体制にメスを入れるという意味においてである。まず，「はしがき」で言及されているように，本書はチェルノブイリ事故による健康影響の全体像を網羅的に報告するものではない。むしろ，そのような全体像は誰にもわかりえない，と主張する。チェルノブイリ事故による健康影響はこれまで十分に明らかになっていないし，より重要なことに，今後も未知の健康被害が現れる可能性が大いにあるという。チェルノブイリ事故の得体のしれない影響が，遠く未来に向けて「長い影」をつくりだしているというわけだ。その長い影のなかで「新しい健康問題が出現しようとしているこの時に，チェルノブイリ原発事故の『本を閉じる』ことは道義的に受け入れがたい」と著者は憤りをあらわにする。

その憤りはどこに向けられているのか。「序文」と「第5章」で明言されているように，本書は2005年9月に発表されたチェルノブイリフォーラムの報告書に対する強烈なアンチテーゼである（チェルノブイリフォーラムについては13頁の訳注を参照されたい）。「放射線被ばくによるがん死亡者はたったの4,000人で，それ以外のすべての健康被害の増加はチェルノブイリ事故とは無関係」として，国際的な権威が「チェルノブイリの本」を閉じようとしているのだという。しかしその影響評価は「数学モデル，誤った前提，そして組織的バイアスにもとづくものであり，ベラルーシとウクライナで起きていた現実とまったく一致していない」。それはたんに誤りというだけではなく，被災者の健康問題に対処するための広範な改善措置を妨げてしまうためにきわめて危険だと著者は主張している。

そこで本書は，数学モデルに依拠して「チェルノブイリの本」を閉じようとするチェルノブイリフォーラムの立ち位置とは反対に，ベラルーシとウクライナで起きている現実からチェルノブイリの長い影と向き合うものとして位置づけられている。チェルノブイリフォーラムが考慮に入れなかったような，「チェルノブイリ原発事故の被災者やその家族たちと共に働き医療を提供している医師および保健機関」からの報告を謙

虚に精査するという趣旨において，本書は重要な「パイオニア的」作品の一つなのである。

　本書は，法政大学サステイナビリティ研究教育機構（略称，サス研）における翻訳プロジェクトとして実施されたものである。サス研のリサーチアシスタントである西谷内が同プロジェクトの進行管理を担当した。翻訳は，早稲田大学早稲田環境学研究所の吉川成美氏と西谷内の二名で分担した。吉川氏が第3章と第4章を担当し，西谷内がその他のはしがき，序文，第1章，第2章，第5章，検証結果，提言を担当した。翻訳の全過程を通して訳者同士で議論を重ね，お互いの疑問点を相談し合い，適切な訳語や言い回しなど共通の課題に共同で取り組んだ。

　訳文の文責はこの二人の訳者に帰せられるものであるが，本書の完成には多くの方から多大な支援を賜った。サス研機構長の舩橋晴俊教授が，2011年11月，ウクライナの首都キエフのチェルノブイリ博物館で本書の原著を見つけ出し，これの翻訳プロジェクトを立ち上げ，共訳者の吉川氏をはじめ後述する多くの協力者を共同作業のテーブルにつなぎ合わせてくださいました。また，翻訳過程におけるいくつかの重要な局面において貴重な助言や支援をしてくださり，たいへん示唆深い解説を寄稿してくださいました。

　青森県六ヶ所村千歳平診療所の米田喜與志医師に多大なご協力を賜りました。訳者による一次訳の段階で，英文と訳文のすべてをていねいに見比べていただき，医学的な見地から非常に多くの重要な助言をしていただきました。この医学的監修は青森と東京との間を郵便とインターネットを介して長期にわたって実施していただきました。また，東京での打ち合わせの機会も設けていただきました。米田医師の献身的なご支援に深く感謝いたします。

　サス研リサーチアドミニストレータの山田一人氏にも謝意を表します。table 3, 4, 6, 7, 8の訳注の原案を執筆してくださいました。また，交換研究員として法政大学にいらしていたロシア科学アカデミー研究員のスラファ・ポロホフ氏を協力者として紹介してくださいました。山田氏はロシアに留学されていた経験から，そしてポロホフ氏はロシア人の立場から，本文の解釈について助言をしてくださり，また原著者である

ホリッシナ博士との連絡を仲介してくださいました。

　東京在住のウクライナ人であるナタリャ・コワリョヴァとドミトロ・コヴァリョヴ夫妻にお礼を申し上げます。ナタリャ・コワリョヴァ氏もホリッシナ博士との連絡を幾度も仲介してくださいました。聡明なコワリョヴァ氏の迅速な取り計らいのおかげで，いくつもの込み入った複雑な疑問点を解消することができました。またご夫妻には，ウクライナの文化・社会事情についての助言もいただきました。

　原著者のオリハ V. ホリッシナ博士は，日本語版の出版に際して日本の読者に向けたメッセージを書いてくださいました。また，いくつもの質問にていねいに回答してくださいました。この時期，ホリッシナ博士は夫のがんとたたかい，そして亡くすというつらい時期を過ごされていました。故人のご冥福を祈り，そのような時期にご協力いただいたことを改めて感謝いたします。

　チェルノブイリの子ども救援開発基金は，日本語版の出版を快く承諾してくださいました。同団体のウクライナ駐在代表であるアレクサ J. ミラニチ氏は，福島第一原発事故を経験した日本で本書が出版されることの意義に言及され，彼女たちの活動成果が今もなお広がりをもって活かされることについての喜びを表明してくださいました。

　最後に共訳者の吉川氏に改めてお礼を申し上げます。本務校での膨大な業務をかかえる中，サス研の翻訳プロジェクトに最後までご協力いただいたことに，この場を借りて感謝申し上げます。

　このように多くの方々のご支援・ご協力のおかげで，本書が完成したことに感謝いたします。本書が，国際社会に突き付けられている重要課題，「原子力エネルギーの開発にともなって，公衆の安全とモニタリングのための信頼できる透明な制度」は存在しているのだろうか，という問いの喚起とその公共的な議論に寄与することを願います。

2013年2月5日
西谷内博美

原則として，番号ごとにまずウクライナ語版を掲載し，つづけて括弧内に英語版を掲載した。ただし，スペルとスタイルに多少の修正を加え，論文タイトルが不明なものは括弧書きをしなかった。13番の文献はイタリア語あるいは英語文献の可能性がある。

参考文献

1___Ф.Юбер, А.Анисимова, Г.Анципов, В. Рамзаев, Э.Соботович. Стратегия дезактивации. Совместный экспериментальный проект. Европейская Комисия, Беларусь, Российская Федерация, Украина. Международное сотрудничество по последствиям Чернобыльской катастрофы. Заключительный отчет. 174 С. (F. Juber, A. Anisimova, G. Antsipov, V. Ramzaev, and E. Sobotovich. Strategy of deactivation.)

2___В. Г. Бар'яхтар. Чорнобильська катастрофа. Київ. -1996. - 575 С. (V. G. Bariychtar. The Chornobyl accident.)

3___ А.Е. Романенко, А.И.Нягу, К.Н.Логановский, Д.А. Базыка. / Международный журнал радиационной медицины. - 2000. - №1(5). - с. 3-25. (A. E. Romanenko, A. I. Njagu, K. N. Loganovsky, and D.A.Bazyka.)

4___ А. Лагутін, О. Рогожін, О.Рибакова. Діти, опромінені радіойодом, як найбільш уражена група 1-го покоління постраждалого населення. Книга: Постчорнобильській соціум: 15 років по аварії. - К.: Ін-т соціології НАНУ. - 2000. - 563 С. (A. Lagutin, O. Rogozhin, and O. Ribakova. Radiation-exposed children by radioiodine, as a group of 1st generation of most effected population.)

5___Б.А.Бузунов, Е.А.Пирогова, Б.С.Репин и соавт. Эпидемиологические исследования неопухо-левой заболеваемости взрослого населения, эвакуированного из г. Припять и 30- километровой зоны Чернобыльской АЭС. // Международный журнал радиационной медицины. - 2001. - №3-4 - с.26-45. (V. A. Buzunov, E. A. Pirogova, V. S. Repin and others. Epidemiological researches of not tumoral disease of the adult population evacuated from Pripyat and a 30-kilometer zone of the Chornobyl atomic power station.)

6___ А.В. Ипатов, Е.В.Сергиени, Т.Г.Войтчак. Инвалидность детей в областях Украины, население которых пострадало в результате Чернобыльской катастрофы. Украинский государственный НИИ медико-социальных проблем инвалидности. Днепропетровск, Украина. // Международный журнал радиа- ционной медицины. - 2003. - №3 - с.58-59. (A. V. Ipatov, E. V. Sergieni, and T. G. Vojtchak. Physical inability of children in areas of Ukraine, which population effected as a result of Chornobyl accident.)

7___Е.М.Лукьянова, Ю.Г.Антипкин, В.П. Чернышов и др. Ионизирующее излучение и имунная система у детей: Монография. - К. Експерт. - 2003. (E. M. Lukjanova, J. G. Antipkin, and V. P. Tchernyshev. The ionizing radiation and immune system of children.)

8___ Е.И.Степанова, В.Ю.Вдовенко, Т.Я. Галичанская. Отдалённые иммунологические и цитогенетические эффекты внутриутробного облучения. Научный центр радиационной медицины АМН Украины. // Матеріали науково-практичної конференції, "Вплив екологічного оточення на стан здоров'я дітей". Полтава - 2000.- с.103-105. (E. I. Stepanova, V. J. Vdovenko, and T. J. Galichanskaja. Remote immunological and cytogenetic effects of an intra-uterine irradiation.)

9___Ю.И.Бандажевский, А.М.Переплетчиков. Морфо-функциональные аспекты воздействия инкорпорированных радионуклидов на организм. // Сборник научных трудов. Республика Беларусь. Гомель. - 1998. - с.23-27. (J. I. Bandazhevsky and A. M. Perepletchikov. Morpho-functional aspects of influence of incorporated radioactive nuclide on an organism.)

10___Ю.И.Бандажевский А.М. Переплетчиков. Морфофункциональные аспекты действия радионуклидов на процессы антенатального и постнатального развития. // Сборник научных трудов. Республика Беларусь. Гомель. - 1998. - с.28-31. (J. I. Bandazhevsky and A. M. Perepletchikov. Morpho-functional aspects of influence of incorporated radioactive nuclide on an organism.)

11___Ю.И.Бандажевский, А.И.Зарянкина. Морфофункциональные аспекты действия радионуклидов на процессы антенатального и постнатального развития. // Сборник научных трудов. Республика Беларусь. Гомель. - 1998. - с.13-14. (J. I. Bandazhevsky and A. I. Zarjankina.

Morphofunctional aspects of action of radioactive nuclides on processes of antenatal and postnatal developments.)

12___ Л.В.Диденко, А.Г.Коломийцева, Е.Н.Бондаренко. Влияние лечебно-Профилактического комплекса на перинатальные исходы у женщин, проживающих в зоне длительного действия малых доз ионизирующей радиации. Институт педиатрии акушерства и гинекологии АМН Украины. // Международный журнал радиационной медицины. - 2003. - №3 - с.32-33. (V. Didenko, G. Kolomijtseva, and E. N. Bondarenko. Influence of treatment-and-prophylactic complex on perinatal outcomes at the women living in an areas of long action of small dozes ionizing radiation.)

13___ Інститут експериментальної медицини Національної ради досліджень. - Вплив малих доз іонізуючого опромінення на структуру подвійної спіралі ДНК, експресію генів і стан мембран. - Рим. Італія - 1997-1998. (Institute of Experimental Medicine of National Advice of Researches. Influence of small doses of ionizing irradiation on the structure of double spiral of DNA, expression of genes and state of membranes.)

14___ И.Н.Бахнарел, Л.С.Корецкая, А.Н. Мишина. Цитогенетические последствия у детей, родившихся в семьях участников ликвидации последствий аварии на Чернобыльской АЭС. Национальный научно-практический центр превентивной медицины, Кишинёв, Молдавия. // Международный журнал радиационной медицины. - 2003. - Том 3. - № 5. - с.10. (I. N. Bahnarel, L. S. Koretskaja, and A. N. Mishina. Cytogenetic consequences at children who have born in families of participants of liquidation of consequences of accident on the Chornobyl atomic power station.)

15___ Е.А.Лихолат, Ю.С.Сапа. Возможные наследственные радиационные нарушения здоровья у потомков участников ликвидации последствий Чернобыльской аварии. Украинский государственный НИИ медико-социальных проблем инвалидности. Днепропетровск, Украина. Днепропетровский национальный университет. // Международный журнал радиационной медицины. - 2003. - Том 3. - № 5. - с.76- 77. (E. A. Liholat and J. S. Sapa. Possible hereditary radiating infringements of health at descendants of participants of liquidation consequences of Chornobyl accident.)

16___Р.И.Гончарова, Н.И.Рябоконь. Динамика мутационного мутагенеза у мелких млекопитающих, подвергающихся хроническоиу воздействию малых доз ионизирующей радиации на протяжении более чем 20 постчернобыльских поколений. Институт генетики и цитологии НАН Беларуси, Минск. // Международный журнал радиационной медицины. - 2003. - Том 3. - № 5. - с.46-47.(R. l. Goncharova and N. l. Rjabokon. Dynamics mutational mutagenesis at the small mammals who are exposed to chronic influence of small doses of ionizing radiation during more than 20 post-Chornobyl generations.)

17___Kazakov, V. S., E. P. Demidchik, and L. N. Astakhova, 1992, "Thyroid Cancer after Chernobyl," *Nature*, 359 (6390): 21.

18___Takeichi, N., Y. Satow, and R. H. Masterson eds., 1996, *The Chernobyl Accident : Thyroid Abnormalities in Children, Congenital Abnormalities and other Radiation Related Information - The First Ten Years -*, Hiroshima, Japan: Hiroshima-Nagasaki Peace Foundation.

19___Рекомендации - 2003 Европейского Комитета по Радиационному Риску. Выявления последствий для здоровья облучения ионизирующей радиацией в малых дозах для целей радиационной защиты. Регламентирующее издание. - Брюссель. - 2003. Под редакцией А.В.Яблокова. Москва. - 2004. (European Committees on Radiating Risk. Revealings of consequences for health of an irradiation ionizing radiation in small dozes for the purposes of radiating protection.)

写真提供
カバー：ノーボスチ通信＝共同，p. 4：ロイター＝共同
p. 26, 62-63, 101：石井秀樹（福島大学うつくしまふくしま未来支援センター復興計画支援部門産業支援担当特任助教）

Olha Vasilivna Horishna
◎オリハ・ワシリヴナ・ホリッシナ

1955年，ウクライナ生まれ。1981年，ロシアのサラトフ州立大学卒業。1981年から1988年までウクライナ公衆衛生局で勤務，1988年から2004年までウクライナ国立医学アカデミー小児科学部の講師を務め，2004年からはウクライナ国立軍事医学研究所に勤務。現在，研究次長。

著者紹介

■主要業績

2002年，論文「Clinical Pathogenic Mechanisms of Children Health Infringements Formation in Environmental Contamination Conditions: Preventive Maintenance and Rehabilitation Ways」で医学博士学位を取得。環境汚染状況下にある子どもの健康に関する予防と回復のための研究で，臨床調査とマウス実験によるもの。

社会活動の方面では，ウクライナの市民団体「婦人団体 (Zhinocha Hromada)」のキエフ支部長を1988年より務めている。西欧の国際NGOの協力を得ながら，環境汚染状況下における公衆衛生問題に取り組み，1997年には環境保健パブリックセンターを設立した。日本国も「草の根・人間の安全保障無償資金協力」で2008年に移動式の医学生態試験所の導入に協力している。

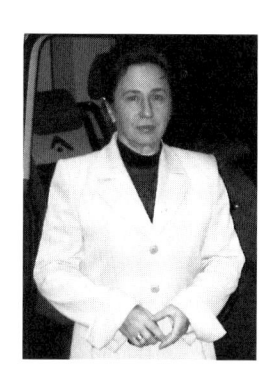

訳・解説

西谷内博美◎にしやうち・ひろみ

2001年，シカゴ大学人文学研究科修士課程修了。2005年，法政大学大学院社会科学研究科修士課程修了。2012年，法政大学大学院政策科学研究科博士後期課程修了。博士（政策科学）。現在，法政大学サステイナビリティ研究教育機構リサーチアシスタント。

■主要著書

「廃棄物管理における慣習の逆機能──北インド，ブリンダバンの事例から」（『環境社会学研究』15, 2009），「第8章 インドの身近な地域的まとまりの素描」（名和田是彦編『コミュニティの自治』日本評論社, 2009）

吉川成美◎よしかわ・なるみ

2002年，早稲田大学大学院アジア太平洋研究科修士課程修了。2006年，東京農業大学大学院博士後期課程修了。博士（農業経済学）。中国西安交通大学公共政策・管理学院研究員・講師を経て，現在，早稲田大学早稲田環境学研究所講師。

■主要著書

「第2章 地域づくりの精神」（早稲田環境塾編『高畠学──農からの地域自治』藤原書店, 2011），『中国の森林再生──社会主義と市場主義を超えて』（共著，御茶の水書房, 2009），「第6章 自然保護区における農民の生活と自然保護の相克──貴州省草海自然保護区の事例」（西部発展中心編『中国西部大開発10年研究論文集』西安交通大学出版, 2008）

舩橋晴俊◎ふなばし・はるとし

法政大学社会学部教授，法政大学サステイナビリティ研究教育機構機構長（2009-2012年度）。「日本学術会議 高レベル放射性廃棄物の処分に関する検討委員会」委員（2010－2012年）。

■主要著書

『核燃料サイクル施設の社会学－青森県六ヶ所村』（2012年，共著，有斐閣），『「むつ小川原開発・核燃料サイクル施設問題」研究資料集』（2013年，共編著，東信堂）ほか多数。

サス研ブックスの創刊にあたって

　2009年8月，法政大学は「サステイナビリティ研究教育機構」（略称，サス研）を設立しました。サス研の課題は，サステイナビリティ（持続可能性）を備えた人類社会の実現の道を，文理協働の学際的，総合的研究を通して探究することです。

　グローバリゼーションの中での世界的な経済システム，社会システムの歴史的な変化を見据えるならば，21世紀の世界の進むべき道を示す理念として，サステイナビリティを複合的に把握する必要があります。環境との関係に即して，経済システムのあり方に即して，福祉を保障する社会システムのあり方に即して，サステイナビリティを危うくしている全世界的メカニズムや要因連関を解明するとともに，地球レベルでも地域レベルでも，政策と運動によってサステイナビリティを実現する道を探り，それに取り組んでいく必要があります。「サス研ブックス」は，環境，経済，福祉のサステイナビリティの探究を課題とするサス研の研究活動の成果を，さまざまな学問分野を横断する研究書や翻訳書のシリーズとして刊行し，サステイナビリティを備えた世界の実現に貢献することを目指します。

　2011年7月1日

　　　　　　　　　　法政大学サステイナビリティ研究教育機構　機構長　舩橋晴俊

チェルノブイリの長い影
現場のデータが語るチェルノブイリ原発事故の健康影響

Chornobyl's Long Shadow
Health Consequences of
the Chornobyl Nuclear Disaster
A Summary of Findings Update 2006

Dr. Olha V. Horishna

2013年3月31日　第1版第1刷発行

著者
オリハ・ワシリヴナ・ホリッシナ

訳者
西谷内博美，吉川成美

発行
新泉社
東京都文京区本郷2-5-12
電話 03-3815-1662　ファックス 03-3815-1422

印刷・製本
萩原印刷

ISBN978-4-7877-1220-2 C1036

ブックデザイン──堀渕伸治◎tee graphics

新泉社の本

核廃棄物と熟議民主主義
倫理的政策分析の可能性

ジュヌヴィエーヴ・フジ・ジョンソン 著
舩橋晴俊,西谷内博美 監訳

四六判上製／300頁／2800円＋税

*

浜岡 ストップ！原発震災

東井 怜 著

A5判／208頁／1500円＋税（野草社刊）

*

被爆二世の問いかけ
再びヒバクシャをつくらないために

全国被爆二世団体連絡協議会,原水爆禁止日本国民会議 編

A5判／184頁／1500円＋税

*

東京湾の原子力空母
横須賀母港化の危険性

原子力空母横須賀母港化を許さない全国連絡会 編

A5判／136頁／1500円＋税